C.H.BECK  WISSEN

in der Beck'schen Reihe
2089

Der Schlaf ist Grundvoraussetzung unserer seelischen und körperlichen Gesundheit. Er entscheidet damit ganz wesentlich über den Grad unseres allgemeinen Wohlbefindens und über unsere Leistungsfähigkeit. Um so erschreckender erscheint da die Tatsache, daß bereits jeder vierte Bundesbürger über Schlafstörungen klagt.

Dieses Buch will über den gesunden und natürlichen Schlaf aufklären, indem es die Biologie des Schlafs erläutert und auf die wichtigsten Schlafstörungen und ihre Behandlungsmöglichkeiten eingeht.

PD Dr. Dr. *Joachim Röschke* ist Facharzt für Psychiatrie und Psychotherapie sowie Leitender Oberarzt an der Psychiatrischen Klinik der Universität Mainz. Die Schlafforschung und klinische Neurophysiologie bilden die Schwerpunkte seiner wissenschaftlichen Arbeit.

Dr. *Klaus Mann*, Facharzt für Neurologie, Psychiatrie und Psychotherapie, ist Oberarzt an der Psychiatrischen Klinik der Universität Mainz. Wissenschaftlich beschäftigt er sich vor allem mit der Schlafforschung und der Diagnose und Therapie sexueller Funktionsstörungen.

Joachim Röschke
Klaus Mann

SCHLAF UND SCHLAFSTÖRUNGEN

Verlag C.H.Beck

Mit 14 Abbildungen und 1 Tabelle

Die Deutsche Bibliothek – CIP-Einheitsaufnahme

Röschke, Joachim:
Schlaf und Schlafstörungen / Joachim Röschke ; Klaus
Mann. – Orig.-Ausg. – München : Beck, 1998
   (Beck'sche Reihe ; 2089 : C. H. Beck Wissen)
   ISBN 3 406 41889 9

Originalausgabe
ISBN 3 406 41889 9

Umschlagentwurf von Uwe Göbel, München
© C. H. Beck'sche Verlagsbuchhandlung (Oscar Beck), München 1998
Gesamtherstellung: C. H. Beck'sche Buchdruckerei, Nördlingen
Gedruckt auf säurefreiem, alterungsbeständigem Papier
(hergestellt aus chlorfrei gebleichtem Zellstoff)
Printed in Germany

Inhalt

Einleitung

Gesunder und erholsamer Schlaf wird als Selbstverständlichkeit angesehen. Doch spätestens dann, wenn der Schlaf nicht mehr erholsam ist, beginnt man sich Gedanken darüber zu machen. Denn schlecht geschlafen hat jeder schon einmal. Obwohl wir fast ein Drittel unseres Lebens im Schlaf verbringen, ist unser Wissen über den erholsamen Schlaf ergänzungsbedürftig. Wenn schlechter Schlaf die Ausnahme ist, stellt er meistens kein Problem dar. Was aber, wenn der Schlaf längerfristig gestört ist? Wenn das Einschlafen immer schwerer fällt, man immer wieder aufwacht oder sich stundenlang hin- und herwälzt und keine ausreichende Erholung findet: dann wird der Alltag zur Belastung. Die Leistungsfähigkeit läßt nach, die Tagesmüdigkeit nimmt zu, und sogar die Verletzungsgefahr kann ansteigen. In diesen Fällen kann der gestörte Schlaf eine echte und behandlungsbedürftige Erkrankung sein. Man spricht dann von einer Insomnie.

Wissenschaftliche Untersuchungen haben ergeben, daß etwa 20–30 % aller Menschen über einen gestörten Schlaf berichten. Somit leidet etwa jeder vierte Bundesbürger an Ein- und Durchschlafstörungen. Jeder fünfte Patient, der seinen Hausarzt wegen einer Gesundheitsstörung aufsucht, leidet an einer Störung des Schlafs, die so ausgeprägt ist, daß dadurch seine Tagesbefindlichkeit und seine Leistungsfähigkeit beeinträchtigt wird. Nur die Hälfte aller Patienten, die einen Allgemeinarzt aufsuchen, sind mit ihrem Schlaf gänzlich zufrieden. Stationäre Patienten an Psychiatrischen Kliniken klagen etwa in dreiviertel aller Fälle über Schlafstörungen. Im Straßenverkehr ist der sogenannte „Sekundenschlaf" als Konsequenz einer massiven Schlafstörung die häufigste Ursache von Verkehrsunfällen.

Über die verschiedenen Arten von Schlafstörungen aufzuklären, ist deshalb ein zentrales Anliegen dieses Buches. Zum einen können organische Grunderkrankungen, z.B. Schilddrüsenüberfunktionen oder Krankheiten, die mit Fieber oder

Schmerzen einhergehen, den Schlaf beeinträchtigen. Zum anderen kann der Schlaf an sich, auch ohne andere organische Erkrankungen, zum Problem werden. Psychischer Streß, falsche Schlafgewohnheiten oder allein schon die Angst vor der schlaflosen Nacht können dazu führen, daß der Erholungswert des Schlafes zunichte gemacht wird. Hartnäckige Schlafstörungen müssen von Fachärzten diagnostiziert und behandelt werden. Denn ein gesunder und erholsamer Schlaf ist notwendig, um den Anforderungen des täglichen Lebens gewachsen zu sein.

I. Der Schlaf – Gegensatz des Wachseins

1. Die Geschichte der Schlafforschung und der Schlafmedizin

Der Schlaf ist ein wesentlicher Bestandteil des menschlichen Daseins. Während verschiedener Lebensabschnitte variieren die Anteile, die wir während eines ganzen Tages mit Schlafen verbringen, sehr stark. Während der Säugling die meiste Zeit des Tages mit Schlafen verbringt und nur zum Essen und Trinken erwacht, ist die Menge an Schlaf, die wir in fortgeschrittenem Alter benötigen, deutlich reduziert.

Schon in der Antike wurde über den Schlaf und dessen funktionelle Bedeutung philosophiert. In der griechischen Mythologie war *Hypnos*, der Gott des Schlafes, dafür verantwortlich, den Tieren und den Menschen den Schlaf zu bringen. Damals wurde der Schlaf als ein passiver und inaktiver Zustand angesehen, der letztlich eine Sonderstellung zwischen Leben und Tod einnahm. *Aristoteles* definierte den Schlaf als das Gegenteil des Wachseins. Schlaf stelle sich als schwer zu beeinflussendes, natürliches Bedürfnis nach einer gewissen Zeit des Wachseins geradezu regelmäßig und unabdingbar ein. Die Funktion des Schlafes wurde in seinem Erholungswert gesehen, und nach Aristoteles ist der Schlaf ein bei allen Lebewesen, die zur Wahrnehmung fähig sind, zu beobachtendes und lebensnotwendiges Phänomen. Aristoteles ging aber davon aus, daß ein im Körper des Menschen vorhandener, wenn auch nicht bekannter Stoff, dessen Konzentration im Laufe des Tages zunehme, beim Überschreiten einer kritischen Grenze unweigerlich zum Schlafen führe. Umgekehrt werde dieses schlafinduzierende Substrat während der Nacht abgebaut und ermögliche dadurch das morgendliche Erwachen.

Als ein vom menschlichen Gehirn gesteuerter Prozeß wurde der Schlaf erstmals von *Galenus* (129–199 n. Chr.) gesehen. Er sah die Funktion des Schlafes insbesondere darin, dem Hirn eine Regeneration zu ermöglichen. Aber auch Galenus sah den Schlaf noch als einen homogenen Zustand an, der keine eigene Dynamik besaß. Erst im 19. Jahrhundert begann sich die Ansicht durchzusetzen, daß der Schlaf nicht als ein gleichförmiges homogenes Gegenstück zum Wachsein angesehen werden sollte, sondern daß im Schlaf verschiedene, klar voneinander abgrenzbare Zustände beinahe regelhaft aufeinanderfolgend angenommen werden müssen. Diese Interpretation stützte sich insbesondere auf die Beobachtung, daß während des Verlaufs einer Nacht unterschiedlich laute akustische Reize notwendig waren, um Schlafende zu erwecken.

Der Durchbruch in der Erforschung des Schlafes erfolgte erst ziemlich spät in unserem Jahrhundert, als es dem Psychiater *Hans Berger* 1929 in Jena gelang, elektrische Signale vom Kopf des Menschen sowohl im Wach- als auch im Schlafzustand abzuleiten. Diese Methode, die *Elektroencephalographie* (EEG), bestimmt auch heute noch die Schlafforschung und ist auch aus der klinischen Routine nicht wegzudenken.

In den 30er Jahren wurden dann von *Loomis* die ersten gezielten Untersuchungen mit Hilfe der von Berger eingeführten Methode vorgenommen. Dabei zeigte sich, daß der Schlaf tatsächlich kein homogener Zustand des Zentralnervensystems ist, sondern daß die Frequenz der hirnelektrischen Aktivität mit zunehmender Schlaftiefe immer mehr abnimmt und die Ausschläge (Amplituden) der elektrischen Signale mit abnehmender Frequenz immer größer werden. Ein Meilenstein in der modernen Schlafforschung ist das Jahr 1953, als es *Aserinsky* und *Kleitman* gelang, zwei prinzipiell unterschiedliche Arten von Schlaf zu differenzieren. Sie beobachteten, daß bei gesunden Menschen im Verlauf einer Nacht relativ regelmäßig im Abstand von 90 bis 100 Minuten und jeweils für eine Dauer von 10 bis 30 Minuten Situationen auftraten, die von schnellen, lebhaften Augenbewegungen begleitet wurden. Dieses Schlafstadium wurde deswegen als *Rapid-Eye-Movement-(REM)-Schlaf* bezeichnet. Die übrigen Schlafanteile, die nicht durch diese schnellen Augenbewegungen charakterisiert sind, werden zusammenfassend als *non-REM-*

(NREM)-Schlaf bezeichnet. Allerdings bedeutet dies nicht, daß die NREM-Anteile ein einheitliches Bild bieten würden. Ganz im Gegenteil wissen wir heute, daß sich auch die NREM-Schlafanteile wiederum in verschiedene Untergruppen differenzieren lassen. Der REM-Schlaf ist im übrigen nicht nur durch das Auftreten schneller Augenbewegungen gekennzeichnet, sondern insbesondere durch einen sonst nicht zu beobachtenden Tonusverlust der Muskulatur. Dies bedeutet, daß während des REM-Schlafes die Muskulatur des Schlafenden maximal entspannt ist und somit zu einer Bewegungsunfähigkeit führt.

2. Der Schlaf als passiver Zustand?

In den letzten 70 Jahren haben wir mehr über den Schlaf in Erfahrung bringen können als in den 5000 Jahren davor. Heute ist sich die Wissenschaft darüber einig, daß der Schlaf keineswegs ein bloß fehlendes bzw. komplementäres Wachsein ist. Vielmehr stellt der Schlaf einen eigenen dynamischen Prozeß dar, der eine ganz spezielle Aktivität des Gehirns repräsentiert und von verschiedenen Mechanismen reguliert und kontrolliert wird. Während des Schlafes bleibt das Gehirn aktiv, verarbeitet aber in der Regel keine äußeren Sinnesreize. Letztlich ist für das Auftreten von Schlaf ein entsprechend hochentwickeltes Zentralnervensystem die notwendige Bedingung. In der Tat spielen sich im Gehirn während des Schlafes eindrucksvolle Veränderungen ab. Die typischen Verhaltensmerkmale Schlafender (geschlossene Augen, regelmäßige Atmung, fehlende Reaktion auf Sinusreize, liegende Position) können leicht auch von Nichtschlafenden simuliert werden. Unmöglich ist es jedoch, die Symptome des Schlafes im Gehirn vorzutäuschen. Insbesondere die Messung der hirnelektrischen Aktivität (EEG) während des Schlafes erlaubt es, diesen ganz eindeutig zu definieren. Hierdurch können wir den Schlaf von anderen, auf den ersten Blick ganz ähnlichen Verhaltensweisen unterscheiden. So erscheint ein Tier im Winterschlaf nach dem ersten Eindruck wie ein schlafendes Tier. Die hirnelektrische Aktivität des Tieres ist jedoch während des Winterschlafes extrem reduziert; ein Phänomen, das während des echten Schlafes niemals vorkommt. Tatsächlich wird der extreme Zustand des Winterschlafes in regelmäßigen Abständen unterbrochen, um (von außen jedoch nicht beobachtbar) echten Schlaf nachzuholen. Der Schlafzustand repräsentiert also eine ganz besondere Eigenschaft des Gehirns, und es existieren eigene Kontrollmechanismen (innere Uhren), die die Schlafbereitschaft steuern und den Schlaf an- und ausschalten. Besondere Nervenzellen, sogenannte neuronale Schaltkreise, bestimmen nicht nur den Zeitpunkt, wann und wie lange wir wach sind oder schlafen, sie organisieren auch den Schlaf als einen dynamischen Prozeß. Während des Schlafes nimmt der in regelmäßigen Abständen auftretende und mit einer außerordentlichen Aktivitätssteigerung des Gehirns einhergehende REM-Schlaf eine besondere Stellung ein. Während dieser Perioden wird ganz intensiv geträumt. Das eigentlich Sensationelle an der Entdeckung des REM-Schlafes war die Tatsache, daß Personen, die aus diesem Stadium geweckt wurden, übereinstimmend von ihren gerade erlebten Träumen berichteten. Zu einem hohen Prozentsatz waren diese Traumberichte durch szenische Inhalte, also stark visuelles Traumerleben geprägt. Das Träumen steht damit in einem engen Zusammenhang mit einer deutlichen Aktivitätssteigerung des Gehirns während des Schlafes; Träumen ist somit eine besondere Eigenschaft desselben. Schlaf und Traum gehen vom Gehirn aus, wie auch das Gehirn der Hauptnutznießer des Schlafes ist. Dies wird dadurch deutlich, daß unsere kognitive Leistungsfähigkeit kontinuierlich abnimmt, wenn wir über längere Zeit zu wenig schlafen.

3. Die Chronobiologie des Schlafs

Die *Chronobiologie* untersucht den Zusammenhang zwischen dem Schlaf-Wach-Zyklus und anderen physiologischen Systemen, etwa der Freisetzung von Hormonen, die ebenfalls einem Tagesrhythmus (zirkadian) folgen. Nachdem man früher angenommen hatte, daß der Schlaf-Wach-Rhythmus ausschließlich durch den äußeren Takt des Wechsels von Hell und Dunkel bestimmt wird, mußte man diese Meinung zwischenzeitlich revidieren. Es stellte sich vielmehr heraus, daß auch nach Elimination des Hell-Dunkel-Schrittmachers eine zirkadiane Rhythmik erhalten blieb. Solche Experimente wurden in den 70er Jahren mit gesunden Probanden in einem gänzlich von der Umwelt abgeschirmten und eigens dafür eingerichteten Bunker in der Nähe von München (Andechs) durchgeführt. Dabei stellte sich heraus, daß sich nach Ausschalten des Hell-Dunkel-Wechsels, der bedingt durch die Erdrotation eine Periodendauer von 24 Stunden hat, ein eigener, von einer inneren Uhr gesteuerter Rhythmus mit einer Periodendauer von 25–26 Stunden etablierte (s. Abb. 1). Da die Dauer des Schlaf-Wach-Rhythmus unter solchen freilaufenden Bedingungen nur in etwa der Periodendauer eines Tages entspricht, spricht man in diesem Zusammenhang auch von einer *zirkadianen Rhythmik* (zirka = etwa; dies = Tag). Damit war die Existenz einer inneren Uhr nachgewiesen und gleichzeitig gezeigt worden, daß unsere innere Uhr langsamer geht als der vorgegebene äußere Taktgeber. Heute weiß man, daß es eine Vielzahl zirkadianer Rhythmen im menschlichen Organismus gibt.

Besonders gut untersucht wurde neben dem Schlaf-Wach-Rhythmus z.B. die Variation der Körpertemperatur. Diese liegt während des Schlafes um etwa 1,5 Grad Celsius unter der während der Wachzeit. Es wird bevorzugt dann geschlafen, wenn die Körpertemperatur ihr Minimum erreicht hat. Umgekehrt haben Untersuchungen in zeitgeberfreier Umgebung gezeigt, daß in der Nähe des Temperaturmaximums die Probanden aktiv waren und einer Beschäftigung nachgingen.

Nicht nur der Zeitpunkt des Schlafens, sondern auch die Schlafdauer hängen von einer zirkadianen Rhythmik ab. Beginnt der Schlaf, wenn auch das Temperaturminimum erreicht ist, so beträgt seine Dauer normalerweise 7–8 Stunden. Geht man „früher" schlafen, d.h., wenn die Temperatur ihr Minimum noch nicht erreicht hat, so sind die Schlafzeiten deutlich verlängert. Besonders kurze Schlafzeiten ergeben sich in zeit-

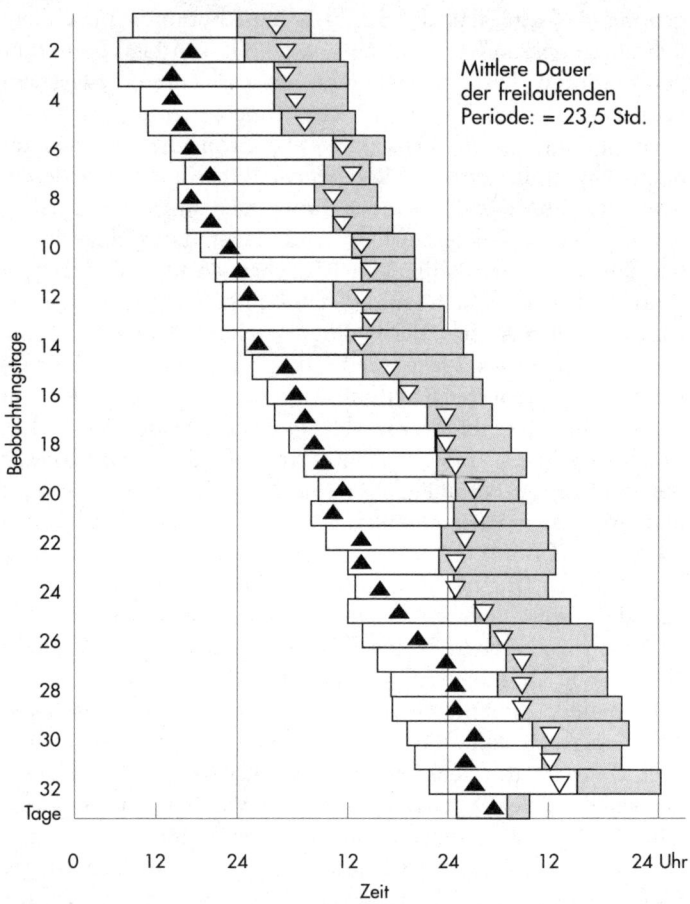

Abb. 1: Der zirkadiane Rhythmus von Schlafen und Wachsein. Unter freilaufenden Bedingungen (nach Ausschalten des von außen aufgeprägten Hell-Dunkel-Wechsels) stellt sich eine innere Periodendauer von 25,3 Stunden ein. Die weißen Balkenanteile entsprechen dem Wachsein, die dunklen dem Schlaf. Die schwarzen Dreiecke zeigen die Tageszeit mit der höchsten Temperatur, die weißen Dreiecke die Tageszeit mit der geringsten Temperatur an.

geberloser Umgebung dann, wenn man zu „spät", also deutlich nach Erreichen des Körpertemperaturminimums zu Bett geht. Ein ähnliches Phänomen beobachtet man häufig bei Nachtschichtarbeitern, die oft gezwungen sind, zur falschen Zeit zu schlafen, nämlich genau dann, wenn ihre Körpertemperatur noch nicht ihren minimalen Wert erreicht hat.

Die verschiedensten zirkadianen physiologischen Systeme passen sich unterschiedlich schnell an einen von außen vorgegebenen Takt an. So läßt sich erklären, daß die bei Transatlantikflügen außer Takt geratenen verschiedenen Rhythmen erst nach Ablauf einer längeren Zeit wieder vollständig synchronisiert sind. Die durch den Wechsel der Zeitzonen stattgefundene Desynchronisation, bei der die festen Phasenbeziehungen zwischen den verschiedenen zirkadianen Rhythmen verlorengingen, wird erst nach Ablauf mehrerer Tage wieder aufgehoben.

4. Die hirnelektrische Aktivität während des Schlafs

Mit der Einführung des *Elektroencephalogramms* (EEG) im Jahre 1929 durch Hans Berger stand eine Methode zur Verfügung, die hirnelektrische Aktivität des Menschen während des Schlafes aufzuzeichnen. Dieses einfache und unbedenkliche Verfahren erlaubt mit hoher zeitlicher Auflösung unterschiedliche Muster der elektrischen Aktivität des Zentralnervensystems darzustellen und über einen Beobachtungszeitraum von mehreren Stunden miteinander zu vergleichen. Die während des Schlafes auftretenden charakteristischen elektrischen Spannungsdifferenzen des Gehirns, die von der Kopfhaut eines jeden Probanden abgeleitet werden, spiegeln die unterschiedlichsten Funktionszustände des Zentralnervensystems (ZNS), genauer gesagt, der cortikalen Strukturen (Großhirnrinde), wider. In Abhängigkeit des jeweiligen Funktionszustandes des ZNS findet man ganz charakteristische Muster (Graphoelemente) in den EEG-Kurven, die sich eindeutig mit verschiedenen Schlafzuständen oder mit dem Wachzustand identifizieren lassen (s. Abb. 2). Der geübte und erfahrene

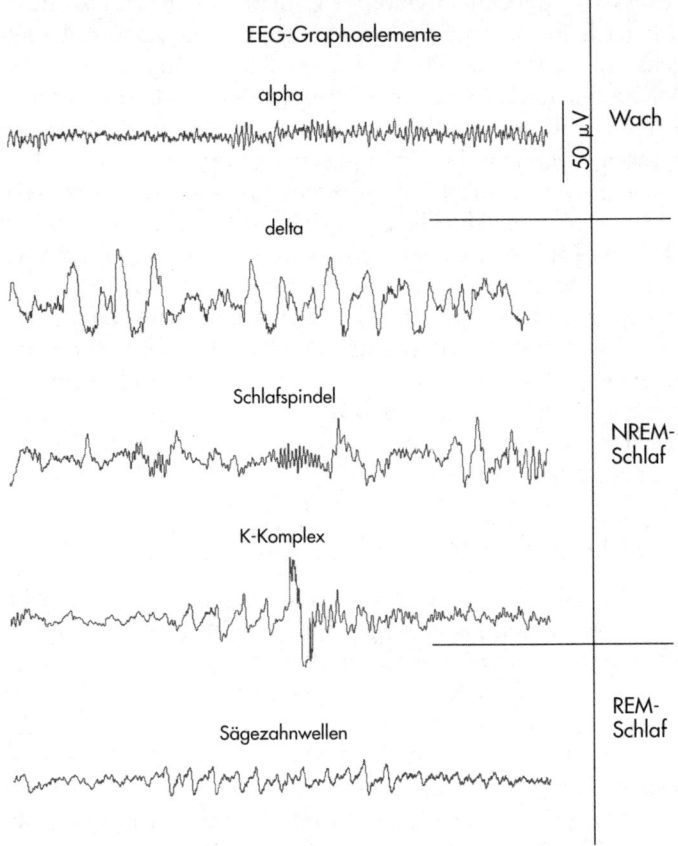

Abb. 2: Typische Graphoelemente des Schlaf-EEGs. In Abhängigkeit des jeweiligen Funktionszustandes des ZNS findet man ganz charakteristische Muster (Graphoelemente) in den EEG-Kurven, die sich eindeutig mit verschiedenen Schlafzuständen oder mit dem Wachzustand identifizieren lassen. Der geübte und erfahrene EEG-Auswerter hat keine Schwierigkeiten, die unterschiedlichen Arbeitsweisen des Gehirns und damit die verschiedenen Bewußtseinszustände zu beurteilen.

EEG-Auswerter hat keine Schwierigkeiten, die unterschiedlichen Arbeitsprozesse des Gehirns und damit die verschiedenen Bewußtseinszustände zu beurteilen. Im entspannten Wachzustand bei geschlossenen Augen ist die im EEG dominierende Frequenz der sogenannte *alpha-Rhythmus* von etwa 10 Hz (= 10 Schwingungen pro Sekunde). Werden die Augen geöffnet oder bei konzentrierter Aufmerksamkeit liegt die vorherrschende Frequenz des EEGs deutlich höher, bei 15–30 Hz. Man spricht dann von dem *beta-Rhythmus*. Im Schlaf dominieren, ganz im Gegensatz zum Wachzustand, die langsameren Frequenzkomponenten unter 10 Hz. Dieses sind der sogenannte *delta-Rhythmus* (0.5–3.5 Hz) und der *theta-Rhythmus* (3.5–8 Hz).

Während des eigentlichen Tiefschlafes finden sich die langsamen delta-Wellen (deshalb auch *slow-wave-sleep* genannt), während des leichten Schlafes und während der REM-Phasen dominieren die theta-Wellen das EEG-Bild. Die Amplitude der EEG-Wellen variiert während des Schlafes in weiten Grenzen umgekehrt proportional zur vorherrschenden Frequenz. Dies bedeutet, die niederfrequenten, langsamen delta-Wellen, die den Tiefschlaf charakterisieren, haben die größten Amplitude, wohingegen die höherfrequenten Anteile des Schlaf-EEGs die niedrigsten Amplituden aufweisen. Ungeachtet der hauptsächlichen und vorherrschenden unterschiedlichen Frequenzkomponenten im Ruhe-EEG treten während des Schlafes ganz besondere und für bestimmte Schlafstadien geradezu charakteristische EEG-Muster auf, die ganz sicher nicht im Wach-EEG beobachtet werden können. Hierzu gehören die sogenannten *Schlafspindeln* und die K-Komplexe. Schlafspindeln sind kurzdauernde (im Sekundenbereich) und unregelmäßig eingestreute Wellenpakete mit einer Frequenz von etwa 13 Hz, die in beinahe 50 % der gesamten Nacht beobachtet werden können. Das gleiche gilt auch für *K-Komplexe*, ebenfalls einzeln eingestreute große und relativ langsame Ausschläge nach oben und unten (biphasisch).

Die K-Komplexe sehen aus wie Reaktionen des ZNS auf innere Prozesse (intern evozierte Potentiale), denn sie lassen sich besonders dann gut nachweisen, wenn das Gehirn von außen mit akustischen Stimuli gereizt wird. Während des REM-Schlafs ist das EEG nicht charakteristisch verändert. Es erinnert vielmehr an das EEG-Muster des leichten Schlafs. REM-Schlaf spezifische Unterschiede in den EEG-Mustern kann man erst dann ableiten, wenn man einer Versuchsperson während des REM-Schlafes genau definierte, äußere akustische oder visuelle Reize präsentiert. Aus der Spontanaktivität des Gehirns allein läßt sich der REM-Schlaf nicht erkennen. Deswegen ist der REM-Schlaf auch weniger durch für ihn typische EEG-Muster als vielmehr durch das Auftreten schneller Augenbewegungen, verbunden mit einem Tonusverlust (Entspannung) der Muskulatur, gekennzeichnet. Mit Ausnahme der lebensnotwendigen Atemmuskulatur sind alle anderen Muskeln während des REM-Schlafs bewegungsunfähig. In den 30er Jahren hatten Loomis und Mitarbeiter eine Einteilung des Schlafs in die Stadien A, B, C, D und E vorgeschlagen. Diese Einteilung findet heute praktisch keine Anwendung mehr, da sie allein von den EEG-Graphoelementen ausgeht. Seit der Entdeckung des REM-Schlafes im Jahr 1953 steht aber außer Frage, daß der REM-Schlaf sich funktionell von allen anderen Schlafstadien eindeutig unterscheidet, ohne daß in der hirnelektrischen Aktivität Unterschiede zwischen REM und bestimmten Anteilen des NREM-Schlafes festzustellen sind. Heute wird praktisch übereinstimmend in allen Laboratorien der Welt die von Rechtschaffen und Kales 1968 vorgeschlagene Einteilung des Schlafes in fünf verschiedene Schlafstadien vorgenommen. Diese beruht auf einer visuellen Auswertung des Schlaf-EEGs in Verbindung mit der Bewertung des Elektromyogramms (EMG, Aufzeichnung der Muskelaktivität) und des Elektrookulogramms (EOG, Aufzeichnung der Augenbewegungen).

5. Die Einteilung des Schlafs in verschiedene Stadien

Unabdingbare Voraussetzungen für die Einteilung des Schlafes nach Rechtschaffen und Kales (1968) in verschiedene Stadien sind neben dem Registrieren der spontanen elektrischen Aktivität des Gehirns auch das Ableiten des Muskeltonus (Muskelspannung) und die Erfassung der Augenbewegungen. Hierzu werden nach dem internationalen 10–20-System von zentralen Ableitepositionen C3 (= linke Seite) und C4 (= rechte Seite) die elektrischen Potentiale abgegriffen und zusammen mit dem EMG des Muskulus mentalis (Muskel an der Kinnspitze) sowie dem EOG kontinuierlich mit einer Geschwindigkeit von 10 mm/s (auf Papier) aufgezeichnet. Das Elektrookulogramm (EOG) wird durch rechts und links an den Augenwinkeln angebrachte Elektroden erfaßt. Für aufeinanderfolgende Zeitspannen von jeweils 30 s werden die EEG-, EOG- und EMG-Signale nach einer visuellen Auswertevorschrift analysiert, wobei jeder 30-s-Epoche ein wohldefiniertes Schlafstadium zugeordnet wird.

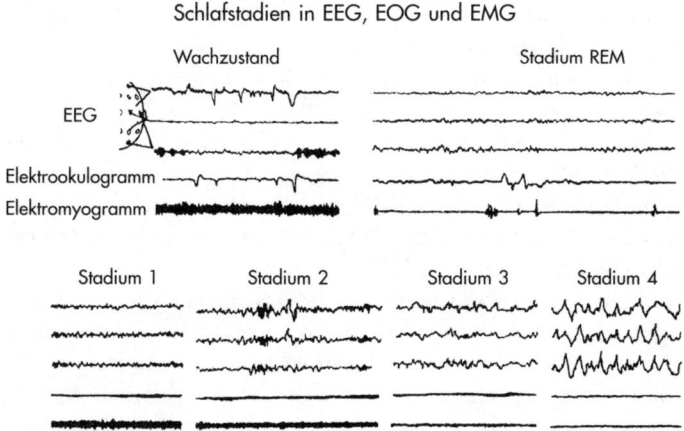

Abb. 3: Die typischen EEG-, EMG- und EOG-Merkmale der verschiedenen von Rechtschaffen und Kales definierten Schlafstadien.

Stadium Wach: Hier treten alpha-Wellen mit einer Frequenz zwischen 8 und 13 Hz auf. Stabile alpha-Aktivität tritt nicht während des Schlafs auf und ist somit für das Stadium „Wach" charakteristisch. Der Muskeltonus ist hoch, das EOG zeigt meist wellige, oft ruckartige Augenbewegungen.

Stadium 1: Dies ist das eigentliche Einschlafstadium. Das EEG dieses NREM-Stadiums ist gekennzeichnet durch ein meist fluktuierendes Abnehmen der alpha-Aktivität, verstärktes Auftreten von beta-Wellen (15–30 Hz) und eine Dominanz der höheramplitudigen theta-Wellen (3–7 Hz). Im EMG findet sich eine leichte Abnahme des Muskeltonus, das EOG zeigt vereinzelt auftretende langsame Augenbewegungen.

Stadium 2: In diesem NREM-Stadium finden sich in typischer Weise die sogenannten K-Komplexe und die Schlafspindeln, die für das Stadium 2 charakteristisch sind. Das erstmalige Auftreten dieses Stadiums wird als der Beginn des eigentlichen Schlafes angesehen. Das EOG zeigt keinerlei Zeichen von Augenbewegungen, das EMG zeigt durchgehend deutliche Muskelaktivität.

Stadium 3 und *Stadium 4*: Langsame delta-Wellen beginnen das Bild zu beherrschen. Wenn mehr als 20% einer Epoche von 30s, aber weniger als 50% von langsamen Wellen mit einer Amplitude von mehr als 75 µV vorliegen, ist Stadium 3 erreicht. Bestehen die langsamen und hochamplitudigen delta-Wellen zu mehr als 50% einer 30-s-Epoche, so liegt Stadium 4 vor. Diese beiden Stadien werden oft auch als die sogenannten *Tiefschlafstadien* (slow wave sleep) zusammengefaßt.

Stadium REM: Das EEG ähnelt makroskopisch dem des Stadiums 1, charakteristische Sägezahnwellen treten gelegentlich auf. Die Frequenzen der hier vorherrschenden Aktivität liegen im alpha- und theta-Bereich. Das EMG ist als Ausdruck eines deutlichen Tonusverlustes minimal, d.h., es ist keine Muskelaktivität erkennbar. Im EOG sind die für dieses Stadium charakteristischen und unverkennbaren schnellen Augenbewegungen (*rapid eye movement*) zu sehen, die diesem Stadium seinen Namen gegeben haben.

6. Der Schlafzyklus

Die verschiedenen Schlafstadien werden nachts normalerweise in einer bestimmten Reihenfolge beinahe regelhaft immer wieder durchlaufen. Hierbei wechseln sich beim Schlafenden der NREM- und der REM-Schlaf in einer relativ stabilen Weise in der Regel zyklisch ab. Somit unterliegen die einzelnen Schlafstadien keiner zufälligen Reihenfolge, sondern werden in einer ganz bestimmten Reihenfolge durchwandert. Nach dem Einschlafen (Stadium 1) folgt relativ rasch das Stadium 2, dessen erstmaliges Auftreten in der Regel als der eigentliche Schlafbeginn angesehen wird. Die Zeit bis zum erstmaligen Auftreten von Stadium 2 wird deswegen auch als *Einschlaflatenz* bezeichnet. Nach Stadium 2 fällt man in die eigentlichen Tiefschlafstadien (Stadium 3 und 4). Hieran anschließend tritt in der Regel nach erneutem Auftreten von Stadium 2 erstmalig der REM-Schlaf auf. Die REM-Latenz liegt gewöhnlich bei 90 min. Damit ist der erste *Schlafzyklus* zu Ende, im Verlauf der Nacht spielt sich die gleiche Kaskade in der Regel vier- bis fünfmal hintereinander ab. Charakteristisch am Schlafzyklus ist, daß die eigentlichen Tiefschlafanteile hauptsächlich in der ersten Nachthälfte in Erscheinung treten und daß die REM-Anteile üblicherweise in der zweiten Nachthälfte bevorzugt vorkommen (s. Abb. 4). Um zu Aussagen über die Qualität eines Schlafprofils zu gelangen, wird der Schlafzyklus anhand verschiedener Variablen beurteilt. Die Schlafqualitäts- bzw. Schlafkontinuitätsparameter sind:

– Die *totale Schlafzeit* (TST) ist die Zeit, die nach Abzug aller Wachzeiten tatsächlich geschlafen wurde.

– Der *Schlafeffizienz-Index* berechnet sich aus dem Quotienten der totalen Schlafzeit (TST) und der Zeit, die im Bett verbracht wurde (TIB). Dieser prozentuale Wert ist um so schlechter, je länger ein Proband während der Nacht wach gelegen hat, bzw. je zerklüfteter (fraktionierter) das Schlafprofil ist.

– Die *Einschlaflatenz* (SOL) ist die Zeit vom Löschen des Lichtes bis zum erstmaligen Auftreten von Stadium 2.

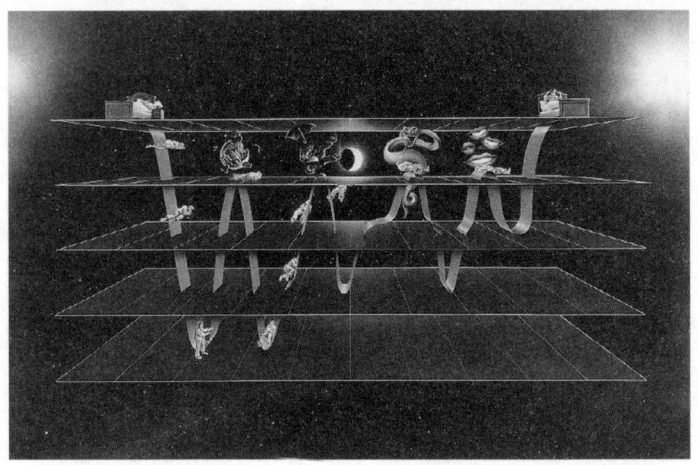

Abb. 4: Die typische Darstellung des Schlafprofils einer gesunden Person.

- Die *REM-Latenz* ist die Zeit zwischen dem erstmaligen Auftreten von Stadium 2 (Schlafbeginn) und dem erstmaligen Auftreten von Stadium REM.
- Die *prozentualen Anteile der verschiedenen Schlafstadien* an der Gesamtschlafzeit.
- Die *Länge der aufeinanderfolgenden REM-Perioden* wird in Minuten angegeben.
- Die *REM-Dichte* ist die Anzahl der Augenbewegungen, bezogen auf die Länge der REM-Episode.

Tab. 1 zeigt einige Schlafparameter und die typischen Werte einzelner Schlafstadien, prozentual zur Gesamtschlafzeit angegeben, bei einem gesunden 25jährigen im Schlaflabor.

Tab. 1: Normwerte der einzelnen Schlafwerte
für gesunde Menschen jüngeren Alters (25 Jahre).

Wach	Stadium 1	Stadium 2	Stadium 3	Stadium 4
<5%	3–7%	40–50%	5–10%	10–15%
REM	SEI	TST	REM-Lat.	
20–25%	0.95	460 min	75 min	

II. Mechanismen der Schlafregulation

1. Die zirkadianen Schrittmacherzellen

Oberhalb der Teilungsstelle des Sehnerves, der alle visuellen Informationen zum Zentralnervensystem weiterleitet, befindet sich eine kleine paarige Nervenzellgruppe, die dem vorderen Hypothalamus zugerechnet wird und der eine zirkadiane *Schrittmacherfunktion* zugeschrieben wird: der *Nucleus suprachiasmaticus* (SCN). Diese winzigen Nervenzellverbände haben ein Volumen von nur 0,1 mm^3 und enthalten eine überschaubare Anzahl von etwa 20 000 Nervenzellen (Neuronen). Dieser Zellgruppe kommt eine besondere Bedeutung zu: Sie zeigt nämlich eine ausgeprägte zirkadiane Rhythmik. Den maßgeblichen Input (Afferenzen) erhalten diese Neurone aus der Netzhaut (Retina) bzw. aus dem Kniehöcker (Corpus geniculate laterale), der ersten Umschaltstation der Sehbahn zur weiteren zentralen Informationsverarbeitung. Die Neurone des SCN lassen sich durch Photostimulation der Netzhaut sowohl in der Amplitude als auch in der Phase ihrer zirkadianen Oszillationen beeinflussen. Das äußere Hell-Dunkel-Wechselspiel synchronisiert den zirkadianen Rhythmus des SCN auf eine Periodendauer von 24 Stunden. Ein Verlust des Augenlichtes führt demzufolge zu einer Desynchronisation zwischen äußerem und innerem Taktgeber. Natürlich bleibt die zirkadiane Rhythmik erhalten, nur hat sie freilaufend, aufgrund der fehlenden äußeren Synchronisation, eine längere Periodendauer. So müssen z.B. bei blind geborenen Kindern, denen Hell-Dunkel-Erkennung nicht möglich ist, andere äußere Taktgeber (soziale Rhythmen) genutzt werden, um sie auf einen 24 Stunden Tag zu synchronisieren.

In Tierexperimenten konnte nachgewiesen werden, daß es durch Verletzungen (Läsionen) des SCN zu einem dramatischen Verlust der zirkadianen Rhythmik kommt. Wurde Tieren mit Läsionen des N. suprachiasmaticus der zwar chirurgisch sauber entfernte SCN anderer Tiere implantiert, so stellte sich nach ein bis zwei Wochen die durch die Läsion verlorengegangene zirkadiane Rhythmik wieder ein. Die Stabilität und Regelhaftigkeit dieser durch das Transplantat wiederhergestellten, zirkadianen Rhythmik war vergleichbar mit den vor der Läsion beobachteten Werten gesunder Tiere. Ein weiterer Beweis dafür, daß das Nervenzellgewebe des N. suprachiasmaticus eine eigene Schrittmacheraktivität besitzt, wurde erbracht, als man SCN-Zellen eines Spendertieres, das infolge einer genetischen Mutation eine abnorme zirkadiane Periodendauer zeigte, transplantierte. Bei dem Empfängertier etablierte sich nach vorheriger Läsion des SCN und nachfolgender Implantation des Spendergewebes eine neue zirkadiane Rhythmik. Deren Periodendauer wies nun genau die gleiche Normvariante auf, wie sie zuvor bei den Mutanten beobachtet worden war.

Zusammenfassend läßt sich sagen, daß die suprachiasmatischen Kerngebiete für die zirkadiane Rhythmik unverzichtbar sind. Allerdings beeinflußt diese Regulationsebene nicht das REM-NREM-Wechselspiel des Schlafzyklus, sondern ausschließlich die Tageszeit, zu der wir den Schlaf suchen. Weitere Kerngebiete im Bereich des Hirnstamms sind für die Regulation der REM-NREM-Interaktion verantwortlich.

2. Die REM-NREM-Regulation

Der Unterschied zwischen Wachsein und Schlafen kommt durch unterschiedliches Aktivitätsniveau neuronaler Zellverbände auf der Ebene des Hirnstamms zustande. Der Hirnstamm ist die unmittelbare Verlängerung und Erweiterung des Rückenmarks zum Gehirn hin. Er besteht aus mehreren Anteilen: der *Medulla oblongata* (der eigentlichen Fortsetzung des Rückenmarks), der *Pons* (Brücke), dem *Hypothalamus* (Teil des Zwischenhirns) und dem *Mittelhirn* (Mesencephalon). Aus dem Hirnstamm gehen die beiden Großhirnhemisphären hervor, zu denen der Thalamus (das Tor zum Bewußtsein) und die Großhirnrinde (der Cortex) gehören. Der Hirnstamm verbindet die höheren Strukturen und Funktionen des ZNS mit dem Rückenmark und seiner unendlichen Anzahl von auf-

und absteigenden Bahnen. Diese leiten die Nervenimpulse von verschiedenen zentralen Schaltstationen von zentralen Bereichen zu peripheren und umgekehrt. Der Hirnstamm beherbergt all jene elementaren Nervenzellverbände und Funktionen, die für die Aufrechterhaltung des Lebens notwendig sind: das Atemzentrum, die Kreislauffunktionen, Regulation der Körpertemperatur, Regulierung des Appetits und der Sexualfunktionen.

Als Folge einer Grippeepidemie (1918) beobachtete der Wiener Neurologe *Constantin von Economo*, daß sich bei den betroffenen Patienten zwei prinzipiell unterschiedliche Krankheitssymptome entwickelten. Die einen zeigten eine ausgeprägte Schlaflosigkeit in Verbindung mit Hyperaktivität, während die anderen über Lethargie und übermäßiges Schlafbedürfnis (Encephalitis lethargica) klagten. Bei genaueren Untersuchungen stellte sich heraus, daß die lethargischen Patienten im rückwärtig gelegenen (dorsalen) Teil des Mittelhirns eine Schädigung aufwiesen. Die Patienten, die eine ausgeprägte Hyperaktivität mit Schlaflosigkeit zeigten, wiesen statt dessen eine Schädigung im vorderen (anterioren) Teil des Mittelhirns auf. Zum damaligen Zeitpunkt wurde vermutet, daß die Kontrolle über Wachsein und Schlafen im Hirnstamm lokalisiert sein müsse. Weitere tierexperimentelle Untersuchungen, die u.a. die Durchtrennung des Hirnstamms auf verschiedenen Ebenen implizierten, legten den Schluß nahe, daß auch die Regulation des REM-NREM-Wechselspiels auf der Ebene des Hirnstamms stattfindet. Insbesondere die Brücke (pons) entpuppte sich als eine Region des Hirnstammes, die als wichtiger Generator des REM-Schlafs angesehen wurde. Heute geht man davon aus, daß spezielle Areale der Brücke, die durch unterschiedliche Botenstoffe (Neurotransmitter) charakterisiert sind, am Wechselspiel zwischen REM- und NREM-Schlaf beteiligt sind. Solche Neurotransmitter sind notwendig, um Informationen von einer Nervenzelle auf die andere zu übertragen. Für die *REM-NREM-Regulation* hat man zwei verschieden lokalisierte Nervenzellansammlungen (Kerngebiete) identifiziert, die sich darüber hinaus auch noch durch die Freisetzung verschiedener Botenstoffe (Noradrenalin und Serotonin) unterscheiden. Zum einen ist dies das *Noradrenalin* abgebende (noradrenerge) Kerngebiet des Locus coeruleus und zum anderen das *Serotonin* freisetzende (serotonerge) Kerngebiet des Nucleus raphe. Beide Neurotransmitter sind, chemisch gesehen, sogenannte biogene Amine, und demzufolge werden die Neurone, die diese Neurotransmitter freisetzen, als *aminerge Neurone* bezeichnet. Das Ausschalten der Nuclei raphei bewirkt eine anhaltende Schlaflosigkeit, Läsionen der Loci coerulei führt zu deutlich vermehrtem Schlaf (Hypersomnie) ohne REM-Phasen. Die serotonergen Raphe-Kerne scheinen also den Schlaf hervorzurufen, die noradrenergen Loci coerulei scheinen die motorische Blockade, also den Tonusverlust während des REM-Schlafes zu bewirken.

Weiterhin ist ein dritter Neurotransmitter, das Acetylcholin aus den sogenannten *gigantocellulären Feldern* der Brückenhaube (so genannt wegen der langen Ausläufer dieser Nervenzellen), ebenfalls am Wechselspiel zwischen REM und NREM beteiligt. Während des NREM-Schlafs sind die aminergen (Neurotransmitter: Serotonin und Noradrenalin) Neuronengruppen aktiv und während des REM-Schlafes sind es die cholinergen (Neurotransmitter: Acetylcholin) Neuronen.

Tatsächlich gelang es *McCarley* und *Hobson,* im Hirnstamm sogenannte REM-ON- und REM-OFF-Zellen zu identifizieren, die ihre maximale neuronale Aktivität entweder während des REM-Schlafs (REM-ON) oder während des NREM-Schlafs (REM-OFF) entwickelten. Aus diesen Erkenntnissen entwickelten die beiden Wissenschaftler die auch heute noch allgemein akzeptierte Vorstellung eines reziproken Interaktionsmodells als Grundlage der REM-NREM-Wechselwirkung. Nach dieser Modellvorstellung bewirkt eine Zunahme der (hemmenden) aminergen Innervation bei gleichzeitiger Abnahme der (erregenden) cholinergen Innervation das Auftreten von NREM-Phasen. Umgekehrt bewirkt die Zunahme der erregenden cholinergen Innervation bei gleichzeitiger Inaktivierung der hemmenden aminergen Innervation das Auftreten von REM-Phasen. Dieses Modell ließ sich durch entsprechende Experimente überprüfen, und es ist tatsächlich gelungen, REM-Schlaf entweder durch Verstärkung der cholinergen Neurotransmitterausschüttung oder durch Blockade der aminergen Hemmung (Desinhibierung) experimentell hervorzurufen.

3. Der Neurotransmitter-Haushalt während des Schlafs

Verschiedene Botenstoffe, die im ZNS für einen Informationsaustausch zwischen unterschiedlichen Hirnstrukturen sorgen, sind an der Aufrechterhaltung des Schlafes beteiligt. Dieses sind Serotonin, Noradrenalin, Dopamin, GABA (Gammaaminobuttersäure) und Melatonin. Dem *Serotonin* wurde eine zentrale Bedeutung bei der Schlafregulation zugeschrieben, seit bekannt geworden war, daß das Tryptophan, eine Vorstufe des Serotonins, als natürliche schlafinduzierende Substanz (Hypnotikum) zu einer deutlichen Zunahme des Tiefschlafanteils führte. Gleichzeitig verkürzte sich die Schlaflatenz, also die Zeit, die man nach dem Zubettgehen noch benötigt, um einzuschlafen. Allerdings hatte die Verordnung tryptophanhaltiger Schlafmittel in Einzelfällen zu massiven Nebenwirkungen (eosinophiles Myalgie-Syndrom) mit z.T. tödlichem Ausgang geführt, so daß diese Substanz wieder vom Markt genommen wurde.

Das noradrenerge System mit dem Neurotransmitter *Noradrenalin* ist ebenfalls in die Regulation des Schlafes eingebunden. Am deutlichsten wird die Rolle des Noradrenalins bei der klinischen Symptomatik einer REM-Schlaf assoziierten Störung, der *Narkolepsie*. Bei dieser Erkrankung bestimmen exzessive Tagesmüdigkeit, Spannungsverlust der Muskulatur (Kataplexie), Schlaflähmung und Sinnestäuschungen (hypnagoge Halluzinationen) das klinische Bild. Alle Substanzen, die die noradrenerge Transmission bzw. die Konzentration biogener Amine erhöhen, sind geeignet, diese Symptome einer Narkolepsie zu bessern. Umgekehrt verstärken (alpha-1-) adrenerge Blocker eine Kataplexie, während Clonidin, eine (alpha-2-) adrenerge Substanz, wiederum die Symptome einer Kataplexie reduziert.

Die Effekte von Amphetaminen (Psychostimulantien) und Kokain, sie verstärken den Grad der Wachheit bzw. Aufmerksamkeit (Erhöhung der Vigilanz) bei gleichzeitiger Reduktion des Schlafes, insbesondere des REM-Schlafs, deuten auch auf eine entscheidende Rolle des dopaminergen Systems (*Neurotransmitter Dopamin*) hin. Das Absetzen jener Psychostimulantien nach ihrem chronischen Genuß bewirkt sowohl eine Zunahme des Gesamtschlafes als auch eine Zunahme des REM-Schlafs. Die Vorbehandlung mit einem Dopamingegenspieler (Dopaminrezeptor-Antagonist) kann die Effekte von Amphetamin auf den Schlaf gänzlich ausschalten. Apomorphin, eine Substanz mit dopaminähnlicher Wirkung (Dopamin-Agonist), ruft einen Zustand überlanger Wachheit auf Kosten des Schlafs (insbesondere von REM) hervor. Insgesamt gesehen ist das dopaminerge System jedoch eher an der Aufrechterhaltung des Wachseins und weniger an der Schlafregulation beteiligt.

Cholinerge Agonisten, also Substanzen, die sehr ähnlich wie der Neurotransmitter Acetylcholin wirken (z.B. Physiostigmin, RS86), führen beim Menschen zu einer deutlichen Zunahme von REM-Schlaf. Somit ist der Neurotransmitter *Acetylcholin* in die REM-NREM-Regulation eingebunden. Auch die hirnelektrische Aktivität des ZNS läßt sich durch die Beeinflussung des cholinergen Systems variieren. Durch erhöhte cholinerge Transmission wird im EEG eine Zunahme der theta-Aktivität (3–8 Hz) beobachtbar. Umgekehrt kann durch Reduktion der cholinergen Transmission (z.B. durch Atropin) die theta-Aktivität insbesondere während des REM-Schlafs unterdrückt werden.

Die schlafhervorrufende (hypnotische) Wirksamkeit der Benzodiazepine (z.B. Diazepam und Temazepam) hat seit langem auch das *GABA*-erge System in die Regulation des Schlafes einbezogen. Wenn auch angstlösende (anxiolytische) und muskelentspannende Wirkungen der Benzodiazepine nicht gerade auf eine spezifische hypnotische Komponente hinweisen, so werden unter dieser Medikation doch relativ charakteristische Änderungen des Schlafverlaufs (insbesondere eine Reduktion des REM-Schlafs) beobachtet.

Die Rolle des *Melatonin*, dem Hormon der *Zirbeldrüse* (Pinealorgan), ist beim Menschen bis heute nicht vollständig aufgeklärt. Man weiß, daß das Melatonin beim Menschen in der Nacht seine maximale Konzentration erreicht. Es wurde berichtet, daß Melatonin den Schlaf verbessern kann. Beim Menschen bewirken vor dem Schlafengehen intravenös verabreichte 50 mg Melatonin eine kürzere Einschlafphase und eine Verlängerung der REM-Latenz. Heute geht man davon aus, daß Melatonin nicht unmittelbar in die Regulation des Schlafes eingreift, sondern über eine Beeinflussung zirkadianer Schrittmacher das Schlafprofil beeinflußt. Auch ist nicht klar, ob Melatonin beim Menschen nicht dessen Hormonhaushalt nachhaltig beeinflußt, so daß im Moment noch nicht zu einer Melatonintherapie bei Schlafstörungen geraten werden kann.

4. Autonome und endokrine Größen

Einige biologische Größen (Parameter) wie die Herzfrequenz, die Atemfrequenz, der arterielle Blutdruck und spontane Erektionen des Penis unterliegen einer Steuerung durch das sympathische bzw. parasympathische (autonome) Nervensystem während des Schlafs. Auch bei diesen willentlich nicht beeinflußbaren, autonomen Parametern gibt es einen klaren Unterschied zwischen dem REM- und dem NREM-Schlaf. Herz- und Atemfrequenz sowie Blutdruck sind während des REM-Schlafes im Vergleich zum NREM-Schlaf erhöht. Deswegen wird der REM-Schlaf von einigen Forschern als ein gewisses „physiologisches Risiko" angesehen. Spontane nächtliche Erektionen treten überhaupt nur während des REM-Schlafes auf und werden immer dann gemessen, wenn es gilt, eine organisch bedingte von einer psychogen bedingten erektilen Dysfunktion zu differenzieren.

Auch verschiedene Hormone werden während des Schlafes unterschiedlich stark produziert. Dabei lassen sich nicht unbedingt hohe Korrelationen zu den schnell wechselnden REM- oder NREM-Anteilen feststellen. Wegen der Trägheit des hormonellen Systems lassen sich eher Korrelationen zur ersten oder zweiten Nachthälfte, in der bevorzugt Tiefschlaf bzw. bevorzugt REM-Schlaf auftritt, herstellen. Die Plasmakonzentration des *Cortisol* (Hormon der Nebennierenrinde, auch als Streßhormon bezeichnet) ist zu Beginn der Nacht erniedrigt. Etwa nach 3 bis 4 Stunden beginnt die Cortisolkonzentration allmählich zu steigen und erreicht zum Zeitpunkt des Erwachens ihr Maximum (s. Abb. 5). Dieser Verlauf ist Ausdruck eines zirkadianen Rhythmus, und er verhält sich auch bei Änderungen des Schlaf-Wach-Verhaltens recht stabil. Bei Transatlantikflügen in Ost-West-Richtung gelingt es üblicherweise recht schnell, den Schlaf-Wach-Rhythmus umzustellen. Die Cortisolsekretion hingegen benötigt etwa zwei Wochen, um sich an die neuen Bedingungen anzupassen. Faßt man alle zum heutigen Zeitpunkt vorliegenden Studien über den Zusammenhang zwischen Schlaf und Cortisolsekretion zusammen, so spricht alles dafür, daß der Schlaf eine hemmende Wirkung auf die Cortisolsekretion hat. Ganz anders verhält sich die Ausschüttung des *Wachstumshormons* (engl. Growth Hormone) während der Nacht. Beinahe spiegelbildlich wird das Wachstumshormon in der ersten Nachthälfte meist als einmalige Dosis freigesetzt (s. Abb. 5). In der zweiten Nachthälfte sinkt die GH-Konzentration dann regelhaft dramatisch ab (manchmal bis unterhalb der Nachweisgrenze). Es besteht ein enger zeitlicher Zusammenhang zwischen der stoßweisen (pulsatilen) Freisetzung des Wachstumshormons mit der ersten Tiefschlafphase. Bei forciertem Schlafentzug, wenn man gesunde Probanden aktiv am Schlafen hindert, tritt überhaupt keine Freisetzung von Wachstumshormon auf. Ebenso findet man, daß die pulsatile Freisetzung des GH auf einen späteren Zeitpunkt verschoben ist, wenn die Einschlaflatenz und damit das Auftreten der ersten Tiefschlafphase experimentell verzögert werden. Diese Ergebnisse belegen, daß die nächtliche GH-Ausschüttung wesentlich mehr als die Cortisolfreisetzung schlafabhängig ist und im Gegensatz zu dieser keinem zirka-

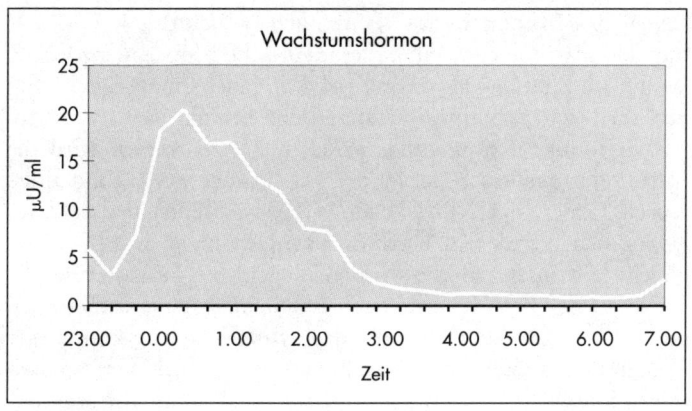

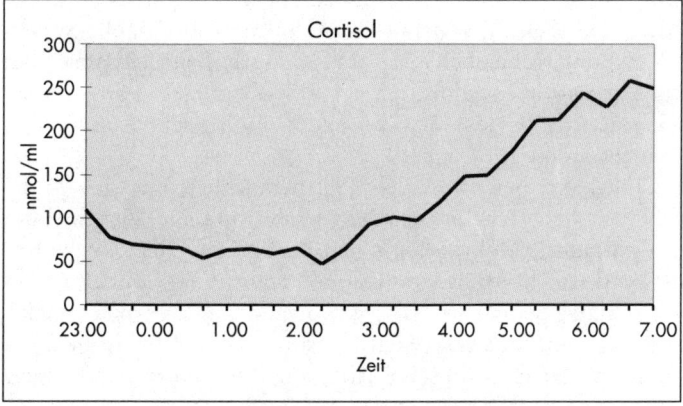

Abb. 5: Die endokrinen Parameter Wachstumshormon und Cortisol im Verlauf des Schlafs.

dianen Rhythmus unterliegt. Es ist jedoch unwahrscheinlich, daß der Schlaf per se die GH-Sekretion stimuliert. Wahrscheinlicher ist ein gemeinsamer Faktor, der sowohl den Tiefschlaf als auch die Ausschüttung von Wachstumshormon reguliert. Ein Kandidat, der hierfür in Frage käme, ist das aus der Hypophyse stammende *GH-RH* (engl. *Growth-Hormone-*

Releasing-Hormone), das dann auch als natürlich vorkommendes Hypnotikum eine therapeutische Konsequenz hätte. Weiterhin zeigt das Hormon *Prolaktin* eine Abhängigkeit vom Schlaf. Nach Schlafbeginn steigt die Prolaktinsekretion an. Als Zeitpunkt der maximalen Plasmakonzentration wird die Mitte oder das letzte Drittel der Nacht angesehen. Eindeutige Korrelationen mit REM- oder NREM-Anteilen des Schlafes lassen sich bei diesem Hormon ebenfalls nicht angeben. Das gleiche gilt auch für die Plasmaspiegel von Testosteron, die während des Schlafes praktisch linear ansteigen, wobei auch nach experimenteller Umkehr des Schlaf-Wach-Zyklus dieser Zusammenhang erhalten bleibt. Neben den hier dargestellten physiologischen Variationen unterschiedlicher Hormonkonzentrationen im Plasma gesunder Personen, gibt es natürlich noch eine Vielzahl von Einflüssen auf das hormonelle System bei den unterschiedlichsten Erkrankungen. Beispielhaft sei hier die Depression erwähnt, bei der das Überangebot an Cortisol (Hypercortisolismus) als neuroendokrinologische Auffälligkeit eine besondere Rolle spielt.

Umgekehrt bewirken viele Pharmaka nicht nur eine Änderung des Schlafzyklus, sondern auch auffällige Verschiebungen im neuroendokrinologischen Profil. Der gelegentliche Genuß geringer Mengen von Alkohol bewirkt eine Zunahme des Tiefschlafs, beim chronischen Konsum gilt dies nicht mehr. Die Ausschüttung des Wachstumshormons war sowohl unter akuter als auch chronischer Alkoholzufuhr deutlich verringert und kehrte nach Absetzen des Alkohols zu den Ausgangswerten zurück.

III. Die Polysomnographie –
ein spezielles Untersuchungsverfahren

1. Wann ins Schlaflabor?

Bei jedem Patienten, der über eine massive und therapieresistente Schlafstörung klagt, die zu einer deutlichen Beeinträchtigung der Tagesbefindlichkeit führt, sollte eine *Polysomnographie* durchgeführt werden. Eine Polysomnographie ist eine Untersuchung in einem Schlaflabor, bei der über einen Zeitraum von mindestens sieben Stunden neben dem EEG, dem EOG und dem EMG auch ein EKG aufgezeichnet wird und in besonderen Fällen zusätzlich die Bewegungen des Brustkorbes, der Atemfluß durch Mund und Nase, die Sauerstoffsättigung des Blutes, die Bewegung der Beine oder die Erektionen des Penis gemessen werden. Liegt der Verdacht auf eine *Hypersomnie* (übermäßige Schläfrigkeit) vor, so kommen differentialdiagnostisch sowohl ein *obstruktives Schlafapnoe-Syndrom* (kurzes, anfallweises Auftreten von mehr als 10 Sekunden dauernden Atemstillständen) als auch eine Narkolepsie (unwiderstehliche Schlafanfälle am Tag) in Frage. Beide Erkrankungen können nur im Schlaflabor sicher diagnostiziert werden. Klagt ein Patient über unruhigen Schlaf mit mangelnder Erholung, so könnte auch das Syndrom periodischer Bewegungen im Schlaf vorliegen. Dieses Syndrom, gekennzeichnet durch periodisches Vorkommen ausgeprägtester Beinbewegungen, die sogar zu Verletzungen führen können, kann ebenfalls durch eine gezielte Untersuchung im Schlaflabor sicher diagnostiziert und damit einer adäquaten Therapie zugeführt werden. Bei Erektionsstörungen bietet die nächtliche Penisplethysmographie (Messung der Umfangsänderungen des Penis) oftmals die einzige Möglichkeit, zwischen einer rein organischen und einer psychogenen Störung zu differenzieren. Natürlich stellt sich die Frage, inwieweit es sinnvoll ist, einen Patienten in einer künstlichen Umgebung, wie dem Schlaflabor, zu untersuchen. Denn es muß damit gerechnet werden, daß der jeweilige Patient in seiner gewohnten Umgebung besser schläft als unter den unnatürlichen Bedingungen eines Schlaflabors. In diesem Fall wäre die ganze aufwendige Prozedur nur von begrenztem Wert, und man müßte vermehrt dazu übergehen, ambulante Aufzeichnungen in der gewohnten Umgebung des Patienten vorzunehmen. Glücklicherweise haben jedoch mehrere Untersuchungen ergeben, daß die Messungen in einem Schlaflabor mit ambulant durchgeführten Messungen sehr gut übereinstimmen, wenn man beachtet, daß der eigentlichen Meßnacht im Labor unbedingt eine sogenannte *Adaptationsnacht* vorausgehen sollte, in der der Patient im Schlaflabor probeschläft, um sich an die ungewohnte Umgebung anzupassen. Besser ist es natürlich noch, wenn man nach erfolgter Adaptation die Meßwerte zweier Nächte im Schlaflabor aufzeichnet und die Ergebnisse dieser beiden Meßnächte zusammenfaßt.

2. Die Messungen im Schlaflabor

Das Schlaflabor ist ein klimatisierter und akustisch abgeschirmter Raum, in dem der zu Untersuchende mittels einer Infrarot-Kamera kontinuierlich überwacht werden kann. Alle für die Aufzeichnung der verschiedenen Biosignale notwendigen Geräte sind in einem benachbarten und dem Patienten nicht einsehbaren Raum untergebracht. Die Messungen setzen eine erfahrene und geübte Assistentin voraus, denn es ist sehr zeitaufwendig, die entsprechenden Vorbereitungen zu treffen (ca. eine Std.), und man muß schließlich dafür sorgen, daß alle notwendigen Meßfühler über einen Zeitraum von acht Stunden einwandfrei arbeiten, ohne daß der Patient in seiner Bewegungsfreiheit eingeengt wird. Der für eine Polysomnographie zwingend erforderliche Minimalaufwand besteht aus der Registrierung von zwei auf die Kopfhaut geklebten EEG-Ableitungen (C3 und C4), zwei an den äußeren Augenwinkeln befestigten EOG-Ableitungen und der Erfassung des Muskeltonus durch eine an die Kinnspitze geklebte Elektrode (s. Abb. 6). Ohne die daraus resultierenden Informationen ist eine Bewertung des Schlafprofils (nach der visuellen Auswerte-

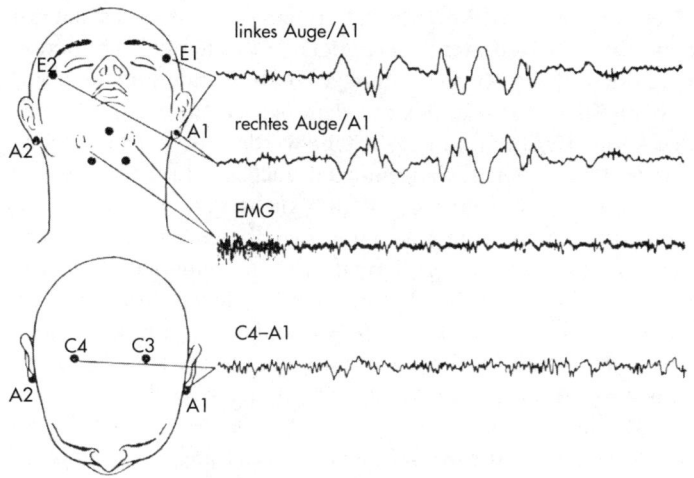

Abb. 6: Die Basisableitungen einer Polysomnographie mit Registrierung der notwendigen EEG-, EMG- und EOG-Signale.

vorschrift nach Rechtschaffen und Kales) prinzipiell nicht möglich.

In der Regel werden alle diese Signal auf einem Mehrkanalschreiber (Polygraphen) aufgezeichnet. Dies bedeutet bei einer üblichen Papiergeschwindigkeit von 10 mm/s einen etwa 300 m langen Papierstreifen, der hinterher ausgewertet werden muß. Gewöhnlich werden aber noch weitere Parameter (z. B. das EKG) gemessen und registriert. Dies hängt oft entscheidend von der Fragestellung ab und beinhaltet die Erfassung weiterer Muskelaktivitäten, z. B. des EMGs des Schienbeinmuskels (M. tibialis anterior) bei Verdacht auf periodische Bewegungen im Schlaf oder einiger respiratorischer (z. B. der nasale Atemfluß, die Brustkorbbewegungen und die Sauerstoffsättigung) Parameter bei Verdacht auf schlafbezogene Atmungsstörungen. Mittels eines Temperaturfühlers (Thermistor) wird der Luftstrom durch Mund und Nase gemessen und in ein elektrisches Signal umgewandelt, das auf dem Polygraphen dargestellt werden kann. Ein Dehnungsfühler mißt mit Hilfe eines um den Brustkorb gelegten elastischen Bandes die bei den Ein- und Ausatembewegungen auftretenden Thoraxexkursionen (Brustkorbbewegungen) und wandelt diese ebenfalls in ein Signal um, das auf dem Schreiber dargestellt werden kann. Dadurch kann beurteilt werden, ob bei tatsächlich stattfindenden Thoraxbewegungen auch ein Luftstrom durch Nase oder Mund auftritt. Ist dies nicht der Fall, so spricht dieser Befund für eine Verlegung der oberen Atemwege, also für ein *obstruktives Apnoesyndrom*. Die Sauerstoffsättigung wird gemessen, um das Ausmaß einer solchen Störung beurteilen zu können. Bei Verdacht auf erektile Dysfunktion werden zudem die nächtlichen Erektionen erfaßt. Dies geschieht in der Regel mit einem Meßgerät, das über zwei Meßschlaufen, die an der Basis und an der Spitze des Penis befestigt werden, sowohl die Änderungen des Umfangs des Penis als auch dessen Steifigkeit (Rigidität) erfassen. Die gleichzeitige Aufzeichnung von EEG-Signalen ist deshalb notwendig, weil nächtliche Erektionen nur in enger zeitlicher Verbindung mit den REM-Phasen auftreten. Bei nicht nachgewiesenen Erektionen muß deswegen sichergestellt sein, daß bei dem zu untersuchenden Patienten auch tatsächlich REM-Phasen aufgetreten sind, um die Diagnose einer organisch bedingten Erektionsstörung stellen zu können.

Neben der Erfassung des Schlafprofils zur Beurteilung der nächtlichen Schlafqualität ist es bei einigen Krankheitsbildern unumgänglich, auch die Tagesmüdigkeit zu objektivieren und zu quantifizieren. Vermehrte Tagesmüdigkeit, einhergehend mit einer Reihe von Schlafstörungen, kann unter alltäglichen Untersuchungsbedingungen diagnostisch geklärt werden. Der zur Zeit am häufigsten verwendete klinische Test zur Objektivierung der Tagesmüdigkeit ist der *Multiple Schlaflatenz-Test* (MSLT), der letztlich auf die Methoden der Polysomnographie zurückgreift. Bei diesem Testverfahren werden, zwei bis drei Stunden nach einem ausreichend langen Nachtschlaf beginnend, über den Tag verteilt im Abstand von je zwei Stunden fünf Testreihen durchgeführt, zu denen der Proband aufgefordert wird, einzuschlafen. Während jedes einzelnen

Tests wird eine Basispolysomnographie durchgeführt, bei speziellen Fragestellungen werden zusätzlich ein EKG und ein EMG geschrieben sowie die respiratorischen Parameter gemessen. Schläft der Proband nicht ein, so wird der Test nach 20 Minuten abgebrochen. Schläft der Proband ein, so wird der Test bis zum erstmaligen Auftreten des REM-Schlafs, maximal jedoch bis 15 Minuten nach dem Einschlafen fortgesetzt. Zwischen den einzelnen Tests muß sichergestellt sein, daß der Proband nicht an anderen Orten schläft. Zur Interpretation des MSLT werden die einzelnen Einschlaflatenzen gemittelt und notiert, wie oft und wie schnell ein REM-Schlaf aufgetreten ist. Speziell im Hinblick auf die Diagnose Narkolepsie besitzt das Auftreten von REM-Schlaf im MSLT einen hohen diagnostischen Stellenwert.

IV. Der gesunde Schlaf des Menschen

1. Das physiologische Schlafprofil

Es gibt für die Dauer und Qualität eines normalen Schlafs eine sehr große individuelle Streubreite, so daß eine allgemeingültige Aussage über ein „normales" Schlafmaß nicht getroffen werden kann. Die durchschnittliche Schlafdauer für Erwachsene liegt bei sieben bis acht Stunden. Um jedoch sowohl die Kurz- als auch die Langschläfer mit zu erfassen, sollte die „normale" Zeitspanne auf ein Intervall zwischen sechs und neun Stunden erweitert werden. Es gibt Menschen, die schon nach fünf Stunden Schlaf erholt und ausgeruht erwachen (Napoleon gehörte zu den Kurzschläfern), während andere (zu diesen zählte Goethe) nahezu zehn Stunden Schlaf benötigen, um tagsüber frisch und ausgeruht zu sein. Der Schlaf von Kurz- und Langschläfern unterscheidet sich in seiner Architektur etwas: Absolut gesehen, haben beide etwa gleich viel Tiefschlaf (Stadium 3 und 4), da dieser gewöhnlich ausschließlich in der ersten Hälfte der Nacht auftritt. In der zweiten Nachthälfte tritt gewöhnlich mehr REM-Schlaf auf, deswegen zeigen Kurzschläfer deutlich weniger REM-Anteile. Das individuelle optimale Schlafmaß ist immer dann gefunden, wenn man tagsüber, auch bei längerer Tätigkeit im Sitzen, konzentriert seiner Beschäftigung nachgehen kann, ohne schläfrig zu werden. Wir können uns nicht dazu zwingen, unser individuelles Schlafoptimum über einen längeren Zeitraum zu über- oder zu unterschreiten. Eine Stunde weniger Schlaf über mehrere Nächte hinterläßt tagsüber ein Gefühl der Müdigkeit und Abgeschlagenheit. Umgekehrt bewirkt die Überschreitung unserer optimalen Schlafdauer um eine Stunde über längere Zeit hinweg einen insgesamt schlechteren Schlaf mit häufigeren Wachphasen, insbesondere in den Morgenstunden. Wir nehmen heute an, daß die jeweils benötigte optimale Schlafdauer genetisch determiniert und von Mensch zu Mensch unterschiedlich ist. Dafür spricht, daß es gelungen ist, Mäusestämme zu züchten, die erheblich mehr oder auch weniger schlafen als ihre Artgenossen. Genauso schwierig ist die Frage zu beantworten, wann die beste Schlafenszeit ist. Auch die Zeiten, zu denen man zu Bett geht, unterliegen starken Schwankungen. Eine wichtige Regel sollte man jedoch im Hinblick auf eine gute Schlafqualität stets beachten: Die Einhaltung eines festen und regelmäßigen Zeitplans bietet die besten Voraussetzungen für einen erholsamen Schlaf.

Entwicklungsgeschichtlich ist das Schlafbedürfnis und die Schlafqualität ebenfalls großen Verschiebungen unterworfen. Der Schlaf Neugeborener unterscheidet sich von dem Erwachsener sowohl quantitativ als auch qualitativ ganz erheblich. Säuglinge schlafen in der Regel die meiste Zeit des Tages, insgesamt etwa 18 Stunden. Dabei zeigen sie jedoch kein monophasisches, sondern ein polyphasisches Schlafverhalten. Sie werden in der Regel alle vier Stunden wach und verlangen nach Nahrung. Darüber hinaus besteht der Schlaf der Neugeborenen zu 50 % aus REM-Schlaf. NREM- und REM-Perioden wechseln sich etwa stündlich ab. Ein so hoher Prozentsatz an paradoxem (REM) Schlaf wird in keiner anderen Lebensphase jemals wieder erreicht. Nach einem Jahr stellt sich dann eine zunehmende Bindung des Schlaf-Wach-Rhythmus an den äußeren Hell-Dunkel-Rhythmus ein. Die in der Nacht geschlafene Zeit nimmt zu, d. h. das Kind schläft nachts durch. Jedoch kommt es ohne weiteren Schlaf am Tage nicht aus. In der Regel schläft das Einjährige sowohl am späten Vormittag als auch am Nachmittag nochmals für jeweils zwei Stunden. Die Gesamtschlafdauer liegt nach dem ersten Lebensjahr bei etwa 14 Stunden. Auch das Verhältnis der REM- zu den NREM-Phasen hat sich zugunsten der NREM-Anteile verschoben (3:4). Bis zum 4. Lebensjahr nimmt die nachts geschlafene Zeit weiter zu und die tags geschlafene Zeit konzentriert sich auf einen Mittagsschlaf, der in der Regel ab dem 5. Lebensjahr gänzlich wegfällt. Im Alter von 10 Jahren liegt bereits das monophasische Schlafverhalten des Erwachsenen vor, und die Gesamtschlafzeit in diesem Alter liegt bei etwa 10 Stunden. Das REM-NREM-Verhältnis ist weiter zugunsten des NREM-Schlafs verschoben (1:4). Mit zunehmendem Le-

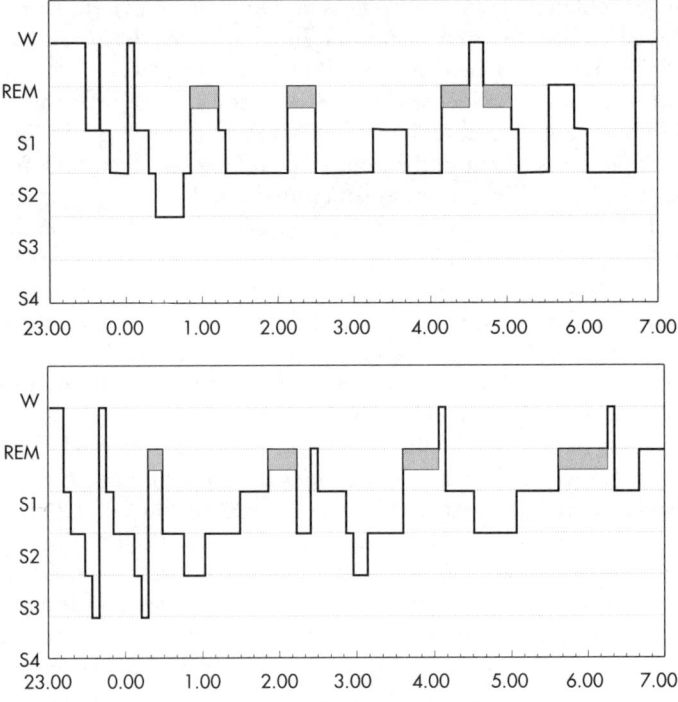

Abb. 7: Die physiologischen Schlafprofile einer älteren (82 Jahre, oben) und einer jungen (24 Jahre, unten) gesunden Person.

bensalter verkürzt sich die Schlafdauer immer mehr und erreicht bei einem 20jährigen einen individuell recht konstanten Wert zwischen sieben und neun Stunden, der dann bis ins Alter erhalten bleibt. Die REM-Anteile nehmen mit zunehmendem Alter ebenfalls weiter ab und erreichen um das 20. Lebensjahr einen Anteil von etwa 20 %. Die Architektur des NREM-Schlafs ändert sich von der Geburt bis ins Erwachsenenalter recht wenig, aber etwa ab dem 40. Lebensjahr sinkt der Anteil des Tiefschlafstadiums 4 kontinuierlich ab. In Abb. 7 sind zwei typische Schlafprofile eines 25jährigen und eines 82jährigen gesunden Testschläfers wiedergegeben. In beiden Fällen ist die Schlafarchitektur völlig normal. Bei dem Jüngeren findet sich in der ersten Nachthälfte der eigentliche Tiefschlaf bis einschließlich des Stadiums 4, beim Älteren wird dieses Stadium überhaupt nicht mehr erreicht. Der jüngere Proband zeigt insgesamt vier REM-Phasen, wobei die größere Menge an REM-Schlaf in der zweiten Nachthälfte gehäuft auftritt. Das Schlafprofil des älteren Probanden ist insgesamt meistens stärker fraktioniert und durch längere Wachzeiten bestimmt. Beide Schlafprofile, obwohl doch so unterschiedlich, entsprechen den jeweiligen Normwerten der jeweiligen Altersgruppen.

2. Gesunder Schlaf im Alter

Mit zunehmendem Alter verschieben sich in der Regel die Zeiten des Zubettgehens und des Aufwachens nach vorne. Ältere Menschen gehen früher zu Bett und sind gewöhnlich auch früher wach als in jüngeren Jahren. Der Schlaf wird fraktionierter, d. h., er ist von häufigeren und länger andauernden Phasen des Wachseins unterbrochen, und er enthält weniger Tiefschlaf. Gleichzeitig erhöht sich die Neigung zu Schlafepisoden am Tag (Mittagsschlaf). Der Gesamtschlaf innerhalb von 24 Stunden bleibt in der Regel unverändert, aber durch eine mehr polyphasische Umverteilung hat er nicht die gleiche erholsame Funktion wie in früheren Jahren. Diese Veränderungen des Schlafverhaltens beginnen bei Männern zwischen dem 50. und 60. Lebensjahr, bei Frauen zehn Jahre später. Diese altersbedingten Veränderungen sind u. a. durch eine Nivellierung der zirkadianen Rhythmen im Alter bedingt. So ändert sich sowohl die Periodendauer als auch die Amplitude des Zeitverlaufs der Körpertemperatur. Trotz großer individueller Unterschiede ist im Alter eine Tendenz zu einem verkürzten Nachtschlaf unverkennbar. In der Gruppe der Älteren gibt es mehr „Morgentypen" mit einem deutlich rigideren Schlaf-Wach-Rhythmus. Die polysomnographischen Untersuchungen zeigen eine deutliche Abnahme der Schlafeffizienz, die im Alter nur noch bei 70–80 % liegt. Dies liegt zum einen daran, daß vermehrte und längere nächtliche Wachzeiten (bis zu acht Wachepisoden mit einer durchschnittlichen Dauer von sieben Minuten), aber auch eine längere Einschlaflatenz (bis 30 Minuten) zum Tragen kommen. Die Anzahl der Stadienwechsel wird häufiger, der Schlaf somit unruhiger. Innerhalb der Schlafstadien kommt es zu einer Verschiebung zu den Stadien 1 und 2 auf Kosten der Tiefschlafanteile. Insgesamt tragen zwei verschiedene Mechanismen zu einer Veränderung der bevorzugten Schlafzeit, der Schlafdauer und der Schlafqualität im Alter bei. Erstens kommt es im Alter durch Veränderungen im schlafregulierenden System, durch eine Abnahme der Weckschwelle und auch durch altersbedingte Erkrankungen zu einer Reduktion der Schlaffähigkeit. Gleichzeitig wird aber durch eine Verflachung zirkadianer Rhythmen, durch den zunehmenden Verlust sozialer Kontakte und durch eine altersbedingte Einschränkung der körperlichen Beweglichkeit und Leistungsfähigkeit eine Zunahme der Schlafbereitschaft beobachtet.

Gerade beim älteren Menschen ist es deswegen von besonderer Bedeutung, altersbedingte physiologische Schlafveränderungen von pathologischen Veränderungen, die über den Alterungsprozeß hinausgehen, zu unterscheiden. Bei krankheitsbedingten Funktionseinbußen ist klar zwischen physischen und psychischen Krankheiten zu unterscheiden. Letztlich kann eine physiologische Veränderung des Schlafs nicht per se diagnostiziert werden, sondern erfordert den Ausschluß organischer oder psychischer Leiden. Gerade im Alter ist bei einem Patienten, der über zunehmende Schlafstörungen klagt und dabei insbesondere von abnehmender Konzentrations- und Leistungsfähigkeit, nachlassendem Interesse und Freudlosigkeit sowie von morgendlichem Früherwachen berichtet, unbedingt an eine Depression zu denken. Ein solcher Patient sollte unverzüglich einen erfahrenen Psychiater aufsuchen.

3. Die Funktion des Schlafs

Die Frage nach der *Funktion* des Schlafs läßt sich eigentlich sehr schnell beantworten: Wir wissen es bis heute nicht genau. Dies gilt sowohl für den REM- als den NREM-Schlaf. Allerdings gibt es verschiedene Hypothesen, die in der Wissenschaft mehr oder weniger intensiv diskutiert werden. Diese sollen im folgenden kurz vorgestellt werden. Seit der Antike wird die Möglichkeit, daß ein „Hypnotoxin" existiert, immer wieder in Betracht gezogen. Bis heute hat sich jedoch kein Hinweis dafür ergeben, daß sich während des Wachseins eine Substanz bildet, die bei ausreichender Konzentration dann den Schlaf hervorruft und während des Schlafes wieder abgebaut wird. Allerdings erhielt diese Vorstellung dadurch neuen Auftrieb, daß berichtet wurde, man könne durch die Injektion von Liquor (Gehirn-Rückenmark-Flüssigkeit), der schlafdeprivierten Hunden (nach längerem Schlafentzug) entnommen wurde, bei wachen Kontrolltieren Schlaf bewirken. Dem ist entgegenzuhalten, daß Untersuchungen mit siamesischen Zwillingen gezeigt haben, daß diese völlig unabhängig voneinander schlafen können und in der Regel auch unabhängig voneinander REM- bzw. NREM-Phasen zeigen. Somit darf angenommen werden, daß es eine körpereigene (endogene) schlafinduzierende Substanz nicht gibt.

Andere Theorien gehen davon aus, daß der Schlaf eine energiekonservierende Funktion besitzt. Als Argumente werden ins Feld geführt, daß das REM-NREM-Wechselspiel nicht bei allen Spezies, aber bei den Warmblütern (endothermen Lebewesen), also bei Säugetieren und Vögeln, vorkommt. Da diese unabhängig von der Umgebungstemperatur ihre Körpertemperatur immer konstant halten, benötigen sie eine größere Energie. In diesem Sinne wäre die Funktion des REM-NREM-Schlafzyklus dann energiekonservierend.

Andere Theorien zur Funktion des Schlafs gehen davon aus, daß er einen Erholungswert für verschiedene Organe des Körpers hat. Die während der ersten NREM-Phase stattfindende Ausschüttung des Wachstumshormon, das eine aufbauende (anabole) Funktion hat, wird als ein Beleg für diese Erholungsprozesse angesehen. Ebenso wurde nach längerem Fasten bzw. Hungern eine deutliche Zunahme des NREM-Schlafs beobachtet, wodurch diese Hypothese ebenso gestützt wird, wie durch die Tatsache, daß Kinder während eines Wachstumschubs genauso wie Leistungssportler deutlich mehr NREM-Schlaf aufweisen. Insbesondere der REM-Schlaf wird dagegen vor allem als bedeutsam für das Zentralnervensystem angesehen. Ältere Arbeiten wiesen auf eine vermehrte Proteinsynthese des Gehirns während der REM-Phasen hin. Die Tatsache, daß der REM-Schlaf bei Säuglingen und Kindern so überaus stark auftritt, haben zu der Vermutung geführt, daß er für die Entwicklung des ZNS von entscheidender Bedeutung sein kann. Er wurde von einigen Autoren sogar als notwendiges endogenes Stimulans für die normale neuronale Entwicklung angesehen, das in späteren Jahren durch die Umweltreize ersetzt wird. Gestützt wurde diese Theorie durch ein deutliches Übergewicht an REM-Schlaf bei frühzeitig Erblindeten im Vergleich zu einer später erworbenen Amaurosis (Blindheit). Gedächtnis und Lernen stehen bezüglich der Funktion des REM-Schlafs ganz im Vordergrund. Es gibt tatsächlich eine Reihe von Untersuchungen, die belegen, daß der REM-Schlaf in die Festigung von Lerninhalten und des Gedächtnisses involviert ist. Die Forscher *Crick* und *Mitchison* gehen schließlich davon aus, daß der REM-Schlaf dazu dient, individuell relevante von unwichtiger Information zu trennen und die letztgenannte aus den Gedächtnisspeichern zu löschen. Dadurch würde eine „Überladung" des Gehirns mit für das Individuum irrelevanten Informationen verhindert. So interessant diese Vorstellung auch sein mag, letztlich gibt es bis heute keine überzeugenden experimentellen Beweise für diese Theorie.

Wichtige experimentelle Untersuchungen im Zusammenhang mit der Frage nach dem funktionellen Korrelat des Schlafs wurden im Zusammenhang mit Schlafentzugexperimenten durchgeführt. Methodisch sind solche Experimente sehr schwierig, weil eine solche sogenannte Schlafdeprivation immer mit enormem Streß verbunden ist. Somit ist der beobachtbare Effekt entweder streßbedingt (was dann uninteressant wäre) oder Folge des eigentlichen Schlafentzugs. Im Tierexperiment wurde Ratten der Schlaf entzogen: entweder nur der REM-Schlaf oder nur der NREM-Schlaf oder der gesamte Schlaf. Als Kontrollgruppe fungierten Tiere, die dem gleichen Streßniveau ausgesetzt waren, aber keinen Schlafentzug erfuhren. Als Ergebnis dieser Studien kam zutage, daß für die Aufrechterhaltung des Lebens offensichtlich eine gewisse Menge an Schlaf notwendig ist. Die Tiere, denen viele Tage der gesamte Schlaf entzogen wurde, nahmen, trotz doppelter Nahrungsaufnahme, deutlich an Gewicht ab und ihre Körpertemperatur sank dramatisch ab. Sie entwickelten Hautgeschwüre und verwahrlosten zusehends. Einige der Tiere starben nach mehreren Tagen Schlafentzug. Diejenigen, die einen totalen Schlafentzug erfahren hatten, starben zwischen dem 11. und 32. Tag. Diejenigen mit selektivem REM-Schlafentzug starben etwas später, zwischen dem 16. und 56. Tag. Die oben genannten Veränderungen traten bei den schlafdeprivierten Tieren deutlich häufiger als bei den Kontrolltieren auf. Bei denen, die totalem bzw. nur REM-Schlafentzug ausgesetzt waren, fiel nicht nur die Körpertemperatur ab, auch ein höherer Noradrenalinspiegel (Streß) und ein niedriger Thyroxinspiegel (Schilddrüsenhormon) ließen sich beobachten. Diese Ergebnisse lassen vermuten, daß die Funktion des Schlafs eng mit der Regulation des Stoffwechsels, dem Temperaturhaushalt und mit der Funktionstüchtigkeit des Immunsystems verknüpft ist.

Beim Menschen sind bisher unter Schlafentzug keine bedeutsamen Veränderungen physiologischer Systeme bekannt geworden. Man muß allerdings darauf aufmerksam machen, daß solche Experimente in der Regel nur über einen Zeitraum von maximal einer Woche möglich sind. Nach vier bis fünf Tagen ist es nicht mehr möglich, einen Menschen wach zu halten, weil er dann zu jeder sich bietenden Gelegenheit einschläft. Die längste Zeitspanne, die ein Mensch jemals ohne Nachtschlaf verbracht hat, beträgt 17 Tage. Wieviel und wieoft er in dieser Zeit jedoch tagsüber, und wenn auch nur für jeweils wenige Minuten, geschlafen hat, ist nicht dokumentiert. Was aber bei allen Untersuchungen beim Menschen immer wieder beobachtet wurde, ist, daß kognitive Leistungseinbußen, Wahrnehmungsstörungen und Sinnestäuschungen schon relativ früh, also nach drei bis vier Tagen Schlafentzug, auftreten können. Aus Schlafentzugsstudien beim Menschen ist weiterhin bekannt, daß in den Nächten, die dem Schlafentzug folgen, hauptsächlich der Tiefschlaf vermehrt auftritt. Das bedeutet, daß insbesondere die Stadien 3 und 4 nachgeholt werden. Der REM-Schlaf ist auch, allerdings weniger stark, betroffen. Wird selektiv der REM-Schlaf entzogen, so tritt in den Nächten danach eine ausgeprägte Zunahme (Rebound-Phänomen) des REM-Schlafs mit verkürzter REM-Latenz und deutlich mehr REM-Anteilen auf. Diese Beobachtungen veranlaßten den englischen Schlafforscher *Jim Horne* zu der Hypothese, daß sich der übliche Nachtschlaf aus zwei Anteilen zusammensetzt. Zum einen ist dies der sogenannte „Kernschlaf", den er als denjenigen Teil des Gesamtschlafs ansieht, der im ersten Drittel der Nacht zu beobachten ist: hauptsächlich Tiefschlaf und wenige Anteile an REM-Schlaf. Der Rest des nächtlichen Schlafs ist nach seiner Auffassung „optionaler Schlaf". Den Kernschlaf, so wie er auch bei Kurzschläfern in ausreichendem Maße vorkommt, bezeichnet er als essentiell. Alles darüber Hinausgehende kann ohne große Probleme, je nach den Umgebungsbedingungen, verkürzt oder verlängert werden.

4. Der Traum

Schon in der griechischen Mythologie erfreute sich der *Traum* und die Traumdeutung eines regen Interesses. *Aristoteles* war der Ansicht, daß Träume etwas preisgeben können, was im Wachzustand nicht zu eruieren ist. Hierbei dachte er vor allen Dingen an die Vorboten ernster Erkrankungen und auch an die therapeutischen Konsequenzen. Die Fragen, ob die Erlebnisse und Erfahrungen während des Traums sich grundsätzlich von dem, was wir während des Wachseins erleben, unterscheiden, ob sich im Traum geheime Wünsche widerspiegeln oder ob Träume individuelle Botschaften enthalten, die es zu entschlüsseln gilt, wurden im Verlauf der Geschichte immer wieder gestellt und sind letztlich bis heute unbeantwortet geblieben. In der Antike galt die Traumdeutung als anerkannte Profession, und auch im Alten und Neuen Testament finden sich immer wieder Passagen, in denen von Träumen und Traumdeutungen die Rede ist. Biblische Träume dienten in der Regel dazu, die Macht Gottes zu illustrieren und Gottes Botschaften zu empfangen. Dies geschah entweder unmittelbar durch den Träumenden selbst oder mit der Hilfe eines Traumdeuters. Die im Vordergrund stehende Botschaft war, daß Träume kodierte Informationen enthalten, die es zu dechiffrieren gilt. Eine ganz ähnliche Position bezog Sigmund Freud, der den Traum als „Hüter des Schlafs" betrachtete. Er glaubte, daß der Inhalt unserer Träume die Erfüllung unserer Wünsche repräsentiere, und er nahm an, daß die Bedeutung eines Traums offensichtlich wird, wenn die dahinterstehende Wunschvorstellung erkannt wird. Die Interpretation von Träumen war gleichbedeutend mit dem Aufdecken des den Traum initiierenden Wunschgedankens. So verband er letztlich die Bedeutung eines Traums mit der den Traum bedingenden Ursache. Freuds Versuch der Traumdeutung ist der wohl bisher ehrgeizigste Versuch überhaupt, aufzuzeigen, daß Träume eine Bedeutung haben. In der Freudschen Theorie hatte der eigentliche manifeste Trauminhalt überhaupt keine Bedeutung, statt dessen kam es ihm darauf an, die latenten Traumgedanken zu identifizieren. Freud benutzte für seine Traumdeutungen die Technik der freien Assoziation und ging davon aus, daß durch freie Assoziationen des Geträumten ein Zugriff auf die gleichen Gedankeninhalte und Gedankengänge möglich wäre, die in dem stattgehabten Traum eine Rolle spielten. Kritiker der Freudschen Theorie bemängeln zu Recht, daß er übersah, daß er in seiner Argumentationskette von einer Prämisse Gebrauch machte, die von den Folgerungen abhängig war. Er bewies nicht, daß seine Interpretationen zutreffend waren, sondern zeigte nur, daß es ihm in genialer Weise immer wieder gelang, Interpretationen von Träumen zu geben. Bis heute konnte nicht wissenschaftlich nachgewiesen werden, daß freie Assoziationen tatsächlich mit der Bedeutung der Träume zu tun haben.

Mit der Entdeckung des REM-Schlafs im Jahre 1953 etablierte sich eine mehr psychophysiologisch ausgerichtete Traumforschung, die zunächst davon ausging, daß nur während der REM-Phasen geträumt wird. Man fand jedoch schnell heraus, daß Personen, die aus dem REM-Schlaf geweckt werden, zu 60–90 % über Träume berichten, die hauptsächlich visuellen Charakter hatten. Dagegen berichteten nur 10–30 % der aus dem NREM-Schlaf Geweckten über Träume. Allerdings gaben 75 % dieser Probanden an, vor dem Wecken im Schlaf gedanklich mit einem Thema beschäftigt gewesen zu sein. Diese geistige Aktivität erinnerte an die des Wachseins und war jedenfalls strukturierter als das, was aus den REM-Traumberichten bekannt war. Insgesamt ist seitdem klar, daß nicht nur während des REM-Schlafs geträumt wird, sondern daß Träume prinzipiell in allen Schlafstadien vorkommen können. Die REM-Träume zeichnen sich durch ihren szenischen Charakter aus, in denen visuell halluzinatorische Erlebnisse dominieren. Die NREM-Träume sind dagegen eher nüchterne Gedankengänge, bleiben insgesamt vage und bruchstückhaft und haben keinen szenischen Charakter. Normalerweise vergessen wir unsere Träume rasch, es sei denn, wir wachen aus einem Traum heraus auf oder erwachen kurz nach einem Traum. Alpträume sind langdauernde, angstbesetzte Träume, die gewöhnlich eine massive Bedrohung des Träumenden zum Inhalt haben und die zum Erwachen aus dem REM-Schlaf führen. Angstträume dagegen finden nicht im REM-Schlaf statt, sondern im eigentlichen Tiefschlaf (Stadien 3 und 4) und werden vom Träumenden auch nicht als Traum im eigentlichen Sinne erlebt. Über im Traum erlebte visuelle Ereignisse wird beinahe von allen Träumenden berichtet. Dagegen finden sich nur zu 70 % akustische Empfindungen. Interessanterweise werden Berührungen, Geruchs- oder Geschmackserlebnisse nur zu einem verschwindenden Prozentsatz (etwa 1 %) berichtet. Schmerzwahrnehmung während des Traumes kommt praktisch überhaupt nicht vor, auch nicht bei Patienten, die infolge chronischer Leiden tagsüber große Schmerzen auszuhalten haben.

Eine Frage, die immer wieder zu Spekulationen Anlaß gegeben hat, ist, ob Blinde genauso träumen wie Nichtblinde. Untersuchungen an Patienten, die vor dem 5. Lebensjahr erblindet sind, ergaben, daß diese tatsächlich kein visuelles Traumerleben zeigen. Patienten, die nach dem 7. Lebensjahr erblindeten, träumen genauso wie Nichtblinde, auch noch nach 20 oder 30 Jahren. Bei von Geburt an Erblindeten lassen sich zudem während des REM-Schlafs nur ganz schwach ausgeprägte schnelle Augenbewegungen mit kleiner EOG-Amplitude nachweisen. Abgesehen von den szenischen visuellen Traumbildern, waren die Träume der seit Geburt Blinden von der gleichen Komplexität wie die der Gesunden. Somit ergab sich kein Zusammenhang zwischen den komplexen Inhalten von Träumen und dem, was im Traum „gesehen" wird.

In jüngster Zeit ist die Frage aufgetaucht, ob man seine Träume beeinflussen kann. Ist es möglich, bei spezifischen Traumszenen selbst zu erkennen, daß man träumt? Als Beispiel wird immer wieder zitiert, daß eine Versuchsperson träumte, wie sie einen hohen, schneebedeckten Berg erklomm; zur Kenntnis nahm, daß sie nur leicht bekleidet war, und an der Stelle erkannte, daß es sich um einen Traum handeln muß. Solche Träume, in denen man sich während des Traumes bewußt ist, daß man schläft und träumt, nennt man *lucide Träume* (Klartraum). Das Interessante am luciden Träumen ist, daß der Träumende den Verlauf seines Traums beeinflussen kann, d. h., der Träumende kann sich entschließen, im Traum etwas zu tun, und es dann auch tatsächlich ausführen. Lucides Träumen ist für die Traumforschung deswegen von Interesse, weil man im Vorfeld eines Traums planen kann, die Eigenschaften des Traumes zu untersuchen und dann, wenn man tatsächlich lucide träumt, diesen Plan abrufen und das Experiment durchführen kann. Allerdings muß man hierzu entsprechendes Training und genügend Erfahrung haben. Experimente verschiedener Arbeitsgruppen haben gezeigt, daß es während des REM-Schlafs möglich ist, willentlich bestimmte Augenbewegungen auszuführen, um den den Schlafenden Beobachtenden zu signalisieren, daß man lucide träumt. Auf diese Art und Weise kann man einmal seinen eigenen Traum beeinflussen, und andererseits wird es möglich, durch lucides Träumen, sofern man aus dem REM-Schlaf geweckt wird, herauszufinden, ob die dann berichteten Trauminhalte tatsächlich in engem Zusammenhang zu dem stehen, was man gerade vorher geträumt hat, oder reine Zufallsprodukte sind. Denn berichtet der aus einem luciden Traum Erweckte, daß er im Traum zwei oder drei Augenbewegungen nach rechts gemacht hat, so ist dies für den Außenstehenden anhand der EOG-Registrierung leicht nachzuprüfen. Auf diese Weise ist es gelungen, klar herauszuarbeiten, daß der nach dem Erwecken berichtete Traum auch tatsächlich stattgefunden hat.

Mitte der siebziger Jahre stellten *Hobson* und *McCarley* von der Harvard University in Boston, die beiden Wissenschaftler, die bereits das reziproke Interaktionsmodell entwickelt hatten, ein neurophysiologisch begründetes Modell des Traumprozesses vor, das praktisch die gesamte Freudsche Theorie in Frage stellte. Nach diesem Aktivierungs-Synthese-Modell sind Träume nichts anderes als zufällige Produkte spontaner elektrischer Aktivität, die während des REM-Schlafes im Hirnstamm entsteht und dann zu höhergelegenen cortikalen Arealen (Großhirnrinde) projiziert wird, um dort einen mehr oder weniger zufälligen Prozeß, eben das Traumerleben, in Gang zu setzen. Damit sprachen Hobson und McCarley den Träumen jegliche psychologische Bedeutung gänzlich ab.

Basierend auf den in regelmäßigen Abständen auftretenden Aktivierungsmustern im N. raphe, dem Locus coeruleus und den gigantocellulären Zellen des Mittelhirns, wird der Hirnstamm als der Generator der Träume angesehen. Während des REM-Schlafs sind der sensorische Input und der motorische Output des Zentralnervensystems blockiert, das Frontalhirn wird aktiviert und mit teilweise rein zufälligen Mustern elektrischer Aktivität angeregt, die innerhalb dieses geschlossenen Systems wie Sinneseindrücke vermittelt werden. Das aktivierte Frontalhirn synthetisiert dann den Traum aus diesen intern erzeugten Informationen. Es bemüht sich, einen vernünftigen Zusammenhang aus den angebotenen Informationen zu konstruieren, indem es die einzelnen Komponenten dieses zufälligen Informationsstroms möglichst sinnvoll miteinander verbindet. Durch die Aktivierung der sogenannten REM-ON-Neurone, die ein zufälliges Entladungsmuster haben sollen, wird also eine ebenfalls zufällige Aktivierung der Großhirnrinde (Cortex) bewirkt. Der Cortex neigt dann aufgrund der ihm innewohnenden Eigenschaft, alle ankommenden Informationen zu einem sinnvollen Geschehen zusammenzusetzen, dazu, jene zufällige Aktivierung zu interpretieren und zu einem Traum zu synthetisieren. Somit sind Träume nach Hobsons Vorstellung nichts anderes als ein Abfallprodukt (Epiphänomen) zufälliger neuronaler Entladungsmuster. Aus diesem vorgeschlagenen Modell lassen sich Hypothesen entwickeln: Visuelles Traumerleben sollte demzufolge mit einer Aktivierung visueller Zentren im Gehirn einhergehen, emotional gefärbte Träume mit einer Aktivierung des limbischen Systems (Teil des Zentralnervensystems, das nicht willentlich beeinflußt werden kann und wesentlich an der emotionalen Tönung unseres Verhaltens beteiligt ist) verbunden sein. Diese Hypothesen sollten einer experimentellen Überprüfung standhalten. Tatsächlich berichteten *Llinas* und *Pare* über einen Patienten, der infolge eines Hirntraumas einen Defekt in denjenigen Hirnstrukturen hatte, die für das Erkennen von Gesichtern eine wichtige Rolle spielen, und dem im Traum immer nur gesichtslose Personen begegneten. Ebenso gibt es Berichte von Patienten, die infolge einer besonderen Hirnschädigung (Wahrnehmungshemmung) einen sogenannten Neglect (Wegfall eines Teils der normalen Wahrnehmungsfähigkeit des Gehirns, z.B. völliges Ignorieren einer Gesichtsfeldhälfte) entwickelt hatten, die aussagen, daß auch in den Träumen dieser Patienten diese

Wahrnehmungserkennung Bestand hat. Tierexperimentell ist es zudem gelungen, bei Katzen während des REM-Schlafs durch gleichzeitige Ableitungen aus der pons (einem Teil des Hirnstamms), dem corpus geniculate laterale (einer Schaltstation für visuelle Reize auf dem Weg zum primären visuellen Cortex) und dem visuellen Cortex selbst, sogenannte PGO-Wellen abzuleiten, die als Zeichen der aufeinanderfolgenden Aktivierung dieser Hirnstrukturen gewertet werden können. Es konnte nachgewiesen werden, daß diese PGO-Wellen tatsächlich im Hirnstamm generiert werden, über separate Wege die genannten Hirnzentren erreichen und somit tatsächlich als ein Hinweis auf eine interne, nicht auf den Einfluß optischer Wahrnehmungen zurückzuführende Aktivierung des visuellen Cortex gewertet werden können. Ob die in diesem Experiment untersuchten Katzen zum Zeitpunkt des Auftretens der PGO-Wellen, also während des REM-Schlafs, jedoch tatsächlich ein visuelles Traumerlebnis erfahren haben, bleibt natürlich eine offene Frage.

V. Jet lag und Schichtarbeit

1. Transatlantikflüge

Bei Transatlantikflügen kommt es zu einer Störung zwischen den trägen endogenen zirkadianen Rhythmen und den neuen, sehr abrupt geschaffenen äußeren Zeitgebern. Bis sich diese beiden Prozesse wieder synchronisiert haben, können folgende Symptome entstehen: geminderte Leistungsfähigkeit, Tagesschläfrigkeit, Appetitstörungen, Magen-Darm-Beschwerden, Wiederauftreten eines depressiven Syndroms und diabetische Stoffwechselentgleisung. Dieses Beschwerdebild im Anschluß an einen Transatlantikflug in Ost-West-Richtung als auch in umgekehrter Richtung nennt man *Jet-lag-Syndrom*. Das Ausmaß des Jet-lag-Syndroms hängt davon ab, wie viele Zeitzonen überflogen wurden, also vom Grad der Zeitverschiebung zwischen Heimat- und Zielort, sowie von der Richtung, in die man geflogen ist. Es dauert in der Regel drei Tage, danach hat man sich an die neue Situation ausreichend angepaßt. Bei Flügen von Ost nach West erfolgt die Umstellung üblicherweise schneller als bei Flügen in umgekehrter Richtung. Dies hat damit zu tun, daß bei Ost-West-Flügen eine Phasenverlängerung auftritt (verlängerter Tag, phase delay), die dem zirkadianen Rhythmus, der ebenfalls mehr als 24 Stunden beträgt, entspricht. Bei Flügen in West-Ost-Richtung kommt es zu einer Phasenverkürzung (verkürzter Tag, phase advance), die der endogenen Rhythmik entgegengesetzt ist und damit ausgeprägtere Symptome provoziert.

Zur Behandlung des Jet-lag-Syndroms sind insbesondere verhaltenstherapeutische Konzepte vorgeschlagen worden. Bei Ost-West-Flügen sollte, um den Schlafdruck am Zielort zu erhöhen, möglichst auf Schlaf verzichtet werden. Darüber hinaus kann man schon einige Tage vor der Reise beginnen, seinen Schlaf-Wach-Rhythmus im Sinne eines „phase delay" umzustellen und spätere Schlaf- und Wachzeiten (ein bis zwei Stunden) einzuhalten. Prinzipiell größere Probleme bereiten Flüge von Westen nach Osten. In Abb. 8 ist die Situation bei

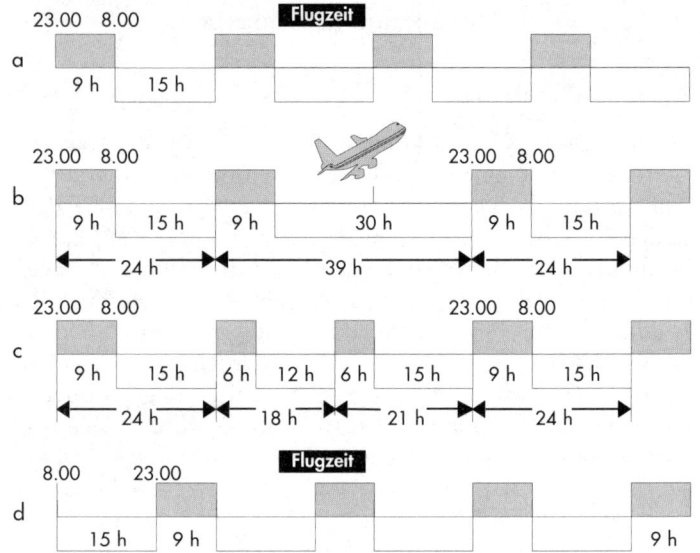

Abb. 8: Darstellung der Zeitverschiebung (9 Stunden) bei einem Flug von Los Angeles nach Frankfurt und das empfohlene Vorgehen zur Minimierung des dabei auftretenden Jet-lag-Syndroms. Die obere Spur (a) stellt die Schlaf-Wach-Rhythmik am Abflugort, Spur (d) die am Zielort dar. Spur (b) bildet die Situation vor, während und nach Ankunft des Fluges ab. Spur (c) zeigt die zu empfehlende Verhaltensweise.

einem Flug von Los Angeles nach Frankfurt (12 Stunden Flugzeit) mit einer Zeitverschiebung von neun Stunden dargestellt. In der oberen Darstellung (Teil a) ist die Schlaf-Wach-Periodik in Los Angeles, in der untersten Darstellung der Schlaf-Wach-Rhythmus am Zielort Frankfurt dargestellt. Nehmen wir an, der Flug nach Europa beginnt morgens um 10 Uhr in Los Angeles. Dann erreichen wir Frankfurt um 7 Uhr morgens des darauffolgenden Tages. Wären wir in Kalifornien geblieben, so wäre es (zur Zeit der Landung in Frankfurt) 10 Uhr abends. In Los Angeles wäre dann die Zeit gekommen, langsam zu Bett zu gehen. In Frankfurt beginnt gerade ein neuer Tag. Der ausgeprägten Müdigkeit, die sich bei der Ankunft in Frankfurt breitmacht, kann man dadurch entgehen, daß man schon einige Tage vor dem Rückflug in Los Angeles beginnt, die Schlaf- und Wachzeiten um ein bis zwei Stunden vorzuverlagern (phase advance). Unbedingt sollte man in der Nacht, die dem Abflug aus Los Angeles vorausgeht, seine Schlafzeit um etwa drei Stunden verkürzen. Während des Fluges sollte man versuchen zu schlafen und sich dabei an der Zeit orientieren, zu der am Zielort Nacht ist. Das bedeutet, man sollte die ersten fünf bis sechs Stunden des Fluges wach bleiben und die letzten sechs Stunden des Fluges versuchen zu schlafen. Wenn auch dies noch nicht geholfen hat, der übermächtigen Müdigkeit am Zielort Herr zu werden, empfiehlt es sich, einige Stunden nach der Ankunft (am besten um die Mittagszeit zwischen 12 und 14 Uhr) ein Nickerchen von maximal zwei Stunden zu machen.

2. Schichtarbeit

Etwa 20 bis 30 % der Bevölkerung arbeiten zumindest gelegentlich im Schichtdienst. Die Umstellung auf häufig wechselnde Schlaf-Wach-Zeiten kann, insbesondere bei älteren Menschen, zu Schlafproblemen führen. Viele Schichtarbeiter klagen über unspezifische Symptome, wie Unwohlsein, Müdigkeit, Konzentrationsstörungen und vermehrte Ablenkbarkeit. Insbesondere bei Nachtarbeit kommt es immer wieder zu gelegentlichem Einnicken, was zu Unfällen, Verletzungen und Gefährdungen anderer führen kann. Die Frage, ob sie während einer Schicht gelegentlich einschlafen, beantworteten 23 % der Arbeiter einer Frühschicht, 20 % der Spätschicht und 53 % der Nachtschicht positiv. In vielen Untersuchungen konnte gezeigt werden, daß der Schlaf nach einer Nachtschicht um zwei bis drei Stunden kürzer ist als sonst. Er enthält 30–50 % weniger REM-Schlaf oder einen geringeren Anteil des Schlafstadiums 2, der Tiefschlaf ist dagegen nicht beeinträchtigt. Im Sinne von Jim Horne findet der eigentliche Kernschlaf also statt, wohingegen am optionalen (Füll-) Schlaf gespart wird. Die Ursache für die geklagten Störungen bei

Nachtschichtarbeit liegt ebenso wie beim Jet-lag-Syndrom in der Störung des geordneten Zusammenspiels der zirkadianen Rhythmen mit den äußeren Bedingungen. Der Schlaf wird in die Morgenstunden verlegt, also in Zeiten, zu denen unsere innere Uhr eigentlich überhaupt keinen Schlaf vorgibt. Dadurch, daß sich die Nachtarbeit in der Regel an das Ende der Wachzeit anschließt, entsteht ein erhöhter Schlafdruck, d. h., die Müdigkeit nimmt mit zunehmender Dauer der Nachtschicht zu. Heute weiß man, daß es unter gewissen Voraussetzungen nicht ratsam ist, im Nachtdienst zu arbeiten. Dies gilt für alle Morgentypen, anamnestisch bekannten Schlafstörungen oder psychiatrischen Erkrankungen, für gastrointestinale Beschwerden, Epilepsie, Diabetes mellitus sowie bei Alkohol- und Medikamentenmißbrauch. Ist Schichtarbeit unabdingbar, so sollten einige hilfreiche Maßnahmen umgesetzt werden. Hierzu gehören das Abdunkeln des Schlafraumes, das helle Ausleuchten des Arbeitsplatzes und eine kurze Schlafepisode vor der Nachtschicht oder eine feste und regelmäßige, kurze Schlafepisode während der Nachtschicht. Der Arbeitgeber kann bei dauerhafter Nachtschichtarbeit allein durch eine sehr große Beleuchtungsstärke noch keine chronobiologische Anpassung des Schichtarbeiters an die Schichtarbeit erreichen. Hierzu bedarf es vor allem der konsequenten Vermeidung von hellem Licht während der Zeiten, zu denen der Schichtarbeiter schläft. Insgesamt erscheint es nach heutigen Erkenntnissen sinnvoll, entweder auf Wechselschichten gänzlich zu verzichten oder ein schnell rotierendes Schichtsystem zu realisieren. Dieses heißt: am ersten Tag Frühschicht, am zweiten Tag Spätschicht, am dritten Tag Nachtschicht und danach einen völlig arbeitsfreien Tag einzurichten.

3. Schlafentzug

Schlafentzug bewirkt bei den meisten Menschen eine Stimmungsverbesserung, die manchmal sogar die Zeichen einer manischen Störung aufweisen kann. Hierbei fühlen sich die Betroffenen deutlich wohler als sonst, trauen sich mehr zu,

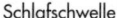
Schlafschwelle

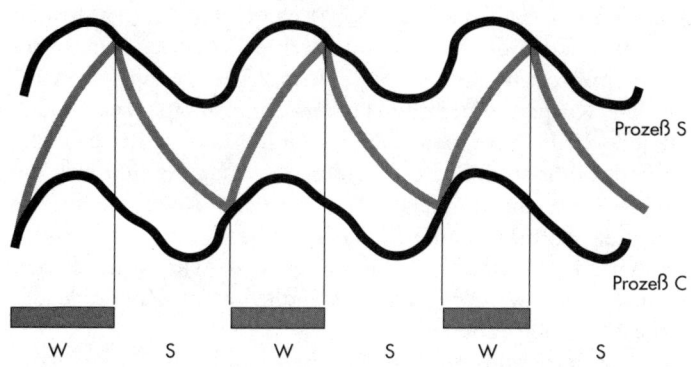

Prozeß S

Prozeß C

W   S   W   S   W   S

Abb. 9: Das Borbelysche Zwei-Prozeß-Modell der Schlaf-Wach-Regulation. Prozeß S (der Schlafdruck) nimmt bis zu einer gewissen Schwelle exponential zu. Hier setzt dann der Schlaf ein. Danach fällt Prozeß S wieder exponential ab. Nach Erreichen der unteren Schwelle (Prozeß C) wird man wach, und der Vorgang beginnt erneut.

sind unternehmungslustiger und bester Stimmung. Nach mehrfach hintereinander durchgeführtem Schlafentzug stellte sich heraus, daß nicht die Gesamtmenge des ausgesetzten Schlafs nachgeholt wird, sondern vor allem der Tiefschlaf. Dieser Effekt läßt sich besser durch eine Spektralanalyse des Schlaf-EEGs nachweisen als durch die klassische visuelle Auswertung nach Rechtschaffen und Kales. Dieser sogenannte Rebound-Effekt der delta-Aktivität veranlaßte Borbely und Mitarbeiter, diesen Zusammenhang genauer zu untersuchen. Sie stießen dabei auf einen linearen Zusammenhang zwischen der Tiefschlafdauer und der dem Schlaf vorausgegangenen Wachzeit. Je länger die Versuchspersonen vor dem Schlaf wach waren, desto länger der langsamwellige Tiefschlaf. Borbely schlug deswegen vor, diesem, von der Wachzeit abhängigen Prozeß, einen anderen, durch die zirkadiane Rhythmik des Temperaturverlaufs bestimmten Prozeß gegenüberzustellen, und konstruierte eine Regelmäßigkeit zwischen beiden Prozessen (Interaktionen), die modellhaft den Schlaf-Wach-Zyklus nachzeichnet. Abb. 9 zeigt die beiden Prozesse S und

C und wie beide interagieren: je weiter der Abstand der Kurven, desto höher die Schlafbereitschaft. Laufen die beiden Kurven aufeinander zu, kommt es zum Erwachen. Das wäre in diesem Modell dann der Fall, wenn Prozeß S abgebaut wird und die Körpertemperatur (Prozeß C) ansteigt. Das Modell hat jedoch die Schwäche, daß es einige Beobachtungen, die lange bekannt sind, nicht abzubilden vermag. So läßt sich die Schlafbereitschaft am Nachmittag, also eine Abnahme der allgemeinen Aufmerksamkeit oder Wachheit, die in vielen südeuropäischen Ländern als Siesta genutzt wird, mit diesem Modell ebensowenig erklären wie die lineare Zunahme des Tiefschlafs nach Schlafentzug.

In vielen psychiatrischen Kliniken wird der Schlafentzug therapeutisch genutzt. Depressive Patienten erfahren als therapeutisches Mittel ein- oder zweimal pro Woche entweder einen totalen oder einen partiellen Schlafentzug. Dadurch läßt sich bei einem Großteil der Depressiven zumindest eine kurzzeitige deutliche Stimmungsaufhellung erreichen. Allerdings hält diese in der Regel nicht lange an. Meist ist sie nach der auf den Schlafentzug folgenden Nacht nicht mehr nachweisbar. Auch ein kurzes Nickerchen am Vormittag nach durchwachter Nacht macht den Erfolg des Schlafentzugs zumeist vollständig zunichte. Über die eigentlichen Mechanismen, die diesem stimmungsaufhellenden Effekt zugrunde liegen, wird noch diskutiert. Daß es der Entzug des REM-Schlafs ist, der die Stimmungsaufhellung mit sich bringt, ist in der Vergangenheit immer wieder angenommen worden. Diese Hypothese ist jedoch in letzter Zeit wieder zunehmend ins Wanken geraten.

VI. Der gestörte Schlaf

1. Klassifikation der Schlafstörungen

In den letzten zwei Jahrzehnten hat man sich verstärkt um eine allgemein akzeptierte Klassifikation der Schlafstörungen bemüht. Ziel ist es, durch einheitliche Diagnosen die Voraussetzungen für eine exakte Differentialdiagnostik und damit für effektive Therapien zu schaffen. Basierend auf deskriptiven Merkmalen einerseits sowie krankheitsursächlichen Gesichtspunkten andererseits, werden derzeit verschiedene Klassifikationssysteme verwendet: die *Internationale Klassifikation der Schlafstörungen* (ICSD) der American Sleep Disorders Association (ASDA), die Einteilung entsprechend dem *Diagnostischen und Statistischen Manual Psychischer Störungen* in der aktuellen vierten Version (DSM-IV) der American Psychiatric Association (APA) sowie die *Internationale Klassifikation der Krankheiten* in der aktuellen zehnten Version (ICD-10) der Weltgesundheitsorganisation (WHO). Der Hauptunterschied zwischen den einzelnen Klassifikationssystemen besteht vor allem in der Anzahl der jeweils definierten Störungsbilder. Während das DSM-System sowie die ICD-10 relativ breite Kategorien definieren, bietet die ICSD eine sehr detaillierte Einteilung.

Im folgenden werden wir die durch DSM-IV definierten Störungen vorstellen. Bei der genaueren Beschreibung der Krankheitsbilder werden wir dann auf die wichtigsten Störungen eingehen und uns dabei an der ICSD orientieren. Aufgrund krankheitsverursachender Faktoren lassen sich nach DSM-IV die *primären Schlafstörungen* von den Schlafstörungen abgrenzen, die *sekundär*, also als Folge einer anderen psychischen Störung, einer körperlichen Erkrankung oder durch den Gebrauch einer Substanz auftreten.

Bei den Schlafstörungen im Rahmen einer anderen psychischen Störung, zum Beispiel bei einer Depression, wirken sich die pathophysiologischen Mechanismen, die für die psychische Störung verantwortlich sind, auch auf die Schlaf-Wach-

Regulation aus. Die anderen sekundären Schlafstörungen werden durch die direkten Auswirkungen einer körperlichen Erkrankung bzw. durch deren Symptome, zum Beispiel Schmerzen oder Husten, oder durch direkte Wirkung des Konsums oder des Absetzens einer länger konsumierten Substanz hervorgerufen.

Bei den primären Schlafstörungen sind die zugrundeliegenden Ursachen noch nicht genau bekannt. Vermutlich handelt es sich dabei um eine Störung der den Schlaf-Wach-Rhythmus steuernden physiologischen Mechanismen, wobei das Bild oft durch zusätzliche psychologische Faktoren verkompliziert wird.

Die primären Schlafstörungen werden weiter unterteilt in *Dyssomnien* und *Parasomnien*. Bei Dyssomnien sind Dauer, Qualität und zeitliche Abfolge des Schlafs beeinträchtigt. Dies äußert sich für den Patienten in Form von Ein- und Durchschlafstörungen oder vermehrter Tagesmüdigkeit. Bei den Parasomnien treten abnormes Verhalten oder physiologische Ereignisse im Zusammenhang mit Schlaf, bestimmten Schlafstadien oder während des Übergangs vom Schlaf zum Wachzustand auf. Im Gegensatz zu den Dyssomnien sind hier die den Schlaf-Wach-Rhythmus regulierenden Mechanismen ungestört, vielmehr kommt es zur Aktivierung physiologischer Systeme zu unpassenden Zeiten während des Schlaf-Wach-Zyklus. Dies betrifft insbesondere eine Aktivierung des autonomen Nervensystems, des motorischen Systems oder kognitiver Prozesse im Schlaf. Die Aktivierung des autonomen, d.h. nicht willentlich beeinflußbaren Nervensystems kann sich z.B. in Form von Herzklopfen oder Schwitzen äußern.

Die auffälligsten abnormen motorischen Aktivitäten finden sich beim Schlafwandeln. Als Beispiel für abnorme kognitive Prozesse seien stark angstbesetzte Träume genannt. Bei den Parasomnien betreffen die subjektiven Beschwerden vor allem die im Schlaf auftretenden abnormen Phänomene, weniger Klagen über Schlaflosigkeit oder vermehrte Tagesschläfrigkeit.

2. Diagnose und Differentialdiagnose von Schlafstörungen

Beschwerden wie Ein- und Durchschlafstörungen oder vermehrte Tagesmüdigkeit sind zunächst nur Symptome und keine eigentlichen Diagnosen. Sie sind unspezifisch und können bei den verschiedensten Krankheitsbildern auftreten. Eine adäquate Behandlung setzt jedoch eine exakte Diagnose des bei einem Patienten vorliegenden Krankheitsbildes voraus. Die vermutete Krankheitsursache muß gegenüber anderen möglichen Ursachen abgegrenzt werden (Differentialdiagnose).

Wichtigster diagnostischer Schritt ist eine gründliche Anamnese, d. h. Befragung des Patienten. Schlafstörungen im Rahmen einer anderen psychischen Störung (z. B. einer Depression) und substanzinduzierte Störungen (z. B. durch Medikamente oder Drogen) müssen durch ein gezieltes Nachfragen ausgeschlossen werden. Zum Ausschluß von Schlafstörungen aufgrund organischer Ursachen ist eine körperliche Untersuchung notwendig, die gegebenenfalls durch entsprechende Laboruntersuchungen ergänzt werden muß. Die diagnostische Zuordnung der Beschwerden innerhalb der primären Schlafstörungen kann dann oft schon allein aufgrund der Anamnese erfolgen und eine entsprechende Therapie eingeleitet werden. In einem Teil der Fälle ist jedoch zur Sicherung der Diagnose oder Festlegung des Schweregrads der Erkrankung eine polysomnographische Abklärung notwendig.

VII. Ein- und Durchschlafstörungen – Primäre Insomnie

1. Klinische Merkmale

Hauptmerkmal der primären Insomnie ist die Beschwerde über Ein- oder Durchschlafschwierigkeiten oder über nicht erholsamen Schlaf. Die Symptomatik tritt dabei nicht im Zusammenhang mit einer anderen Dyssomnie oder Parasomnie auf und ist nicht Folge einer anderen psychischen Störung, einer körperlichen Erkrankung oder der Wirkung einer Substanz. Eine solche Störung muß mindestens einen Monat andauern und muß in klinisch bedeutsamer Weise zu Leiden oder Beeinträchtigungen in sozialen, beruflichen oder in anderen wesentlichen Lebensbereichen führen. Vorübergehende Störungen des Schlafs, z. B. einige schlaflose Nächte als Folge psychosozialer Belastungen, gehören zum normalen Leben und haben keinen Krankheitswert.

Chronische Insomnie kann zu einer Verminderung des Wohlbefindens am Tag führen, z. B. zu depressiver oder ängstlicher Verstimmung, erhöhter Reizbarkeit, Antriebsstörung, vermehrter Tagesmüdigkeit, Verminderung von Aufmerksamkeit und zu Konzentrationsschwierigkeiten. Es können zudem zwischenmenschliche, soziale und berufliche Probleme auftreten. Selbstbehandlungsversuche, wie z. B. der Konsum von Alkohol und die unkontrollierte Einnahme von Schlafmittel zum rascheren Einschlafen, die Einnahme von Beruhigungsmitteln zur Minderung von Anspannung und Angst sowie die Einnahme von Präparaten zur Bekämpfung der Tagesmüdigkeit, können langfristig zu einer Abhängigkeit von diesen Substanzen führen.

Abbildung 10 zeigt ein Beispiel für einen Patienten mit einer primären Insomnie. Die Untersuchung im Schlaflabor ergibt ein deutlich gestörtes Schlafprofil mit verlängerter Einschlaflatenz und häufigem nächtlichen Erwachen. Die Schlafeffizienz ist gering, wobei fast nur oberflächlicher Schlaf auftritt, der Tiefschlaf dagegen ist stark reduziert.

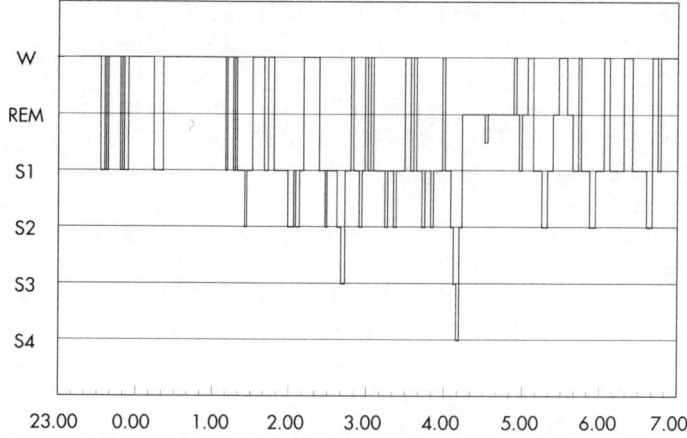

W																	
REM																	
S1																	
S2																	
S3																	
S4																	

23.00 0.00 1.00 2.00 3.00 4.00 5.00 6.00 7.00

Abb. 10: Schlafprofil eines Patienten mit primärer Insomnie.

2. Krankheitsursachen und -faktoren – Pathogenese

In den meisten Fällen tritt eine primäre Insomnie recht plötzlich in einer Zeit psychischer, sozialer oder krankheitsbedingter Belastung auf. Beispiele hierfür sind eine längere Krankheit oder Verletzung, eine depressive Phase oder eine soziale Konfliktsituation, die mit Schlafschwierigkeiten einhergehen. Dabei kann die Schlafstörung zum Mittelpunkt der Aufmerksamkeit werden. Die assoziative Verbindung dieser negativen Erfahrung mit dem Schlaf schlechthin kann dann zu einer langfristigen Störung der schlaf-wach-regulierenden Mechanismen mit erhöhter Wachbereitschaft und zu erhöhter körperlicher Anspannung führen. Auf diese Weise kann eine chronische Insomnie, auch wenn die sie ursprünglich auslösenden Faktoren beseitigt sind, über lange Zeit andauern. Charakteristisch für diese sog. *psychophysiologische Insomnie* ist die Zunahme der Schlafschwierigkeiten bei allen verstärkten Bemühungen einzuschlafen, während Veränderungen der Schlafumgebung oder das Unterlassen der üblichen Aktivitäten zur Zeit des Zubettgehens zu besserem Schlaf führen.

Eine seltene Sonderform der primären Insomnie ist die nur im Schlaflabor zu diagnostizierende sog. *Fehlwahrnehmung des Schlafzustandes.* Diese Störung ist durch eine deutliche Diskrepanz zwischen subjektiven und objektiven Einschätzungen des Schlafs charakterisiert. Während der Patient über Schlaflosigkeit klagt, ergibt die Polysomnographie einen normalen Befund.

Während sich die psychophysiologische Insomnie meist im jungen Erwachsenenalter oder mittleren Lebensalter erstmals manifestiert, beginnt die sehr viel seltenere *idiopathische Insomnie* schon in der Kindheit mit lebenslangem Verlauf. Die individuelle Ausprägung der Insomnie ist dabei unabhängig von der jeweiligen guten oder schlechten emotionalen Verfassung des Patienten. Die Ursache dieser Schlafstörungsform ist unbekannt, vermutet wird eine Störung der neurologischen Kontrolle des Schlaf-Wach-Systems.

3. Therapie

Zur Behandlung von Schlafstörungen steht ein umfangreiches Angebot an nichtmedikamentösen und medikamentösen Maßnahmen zur Verfügung. In der Regel folgt die Behandlung einem breit angelegten Therapiekonzept, wobei verschiedene Maßnahmen kombiniert werden. Dies trägt der Tatsache Rechnung, daß bei chronischen Insomnien meist mehrere ursächliche Faktoren eine Rolle spielen. So kann eine psychophysiologische Insomnie durch regelmäßigen Gebrauch von Alkohol oder Schlafmitteln und daraus entstandener Abhängigkeit verkompliziert werden. Als weitere Komplikation kann sich zum Beispiel ein depressives Syndrom von eigenem Krankheitswert ausbilden, das wiederum die Schlafstörungen verschlimmert. Jede Ursache erfordert jedenfalls spezifische therapeutische Maßnahmen. Darüber hinaus macht es der bei chronischen Insomnien sich oft verselbständigende und eigengesetzliche Verlauf notwendig, weitgehend unabhängig von den ursprünglichen Ursachen mehrere Therapieverfahren einzusetzen. Die Auswahl bestimmter Behandlungsverfahren wird bestimmt von der jeweils vorliegenden Symptomkonstellation, dem Schweregrad der Störung, den ätiologisch relevanten Ursachen und schließlich auch von der individuellen Problematik und Persönlichkeit des Patienten.

Nichtmedikamentöse Maßnahmen

Nichtmedikamentöse Therapieverfahren sind ein unverzichtbarer Bestandteil jeder Insomniebehandlung. Obwohl wirksame Schlafmittel zur Verfügung stehen, mit denen eine Schlafstörung rasch gebessert werden kann, ist eine ausschließlich medikamentöse Behandlung wegen der damit verbundenen langfristigen Gefahren wie Dosissteigerung und Abhängigkeitsrisiko abzulehnen. Darüber hinaus werden psychologische Mechanismen, die für die Aufrechterhaltung der Schlafstörung wesentlich verantwortlich sind, wie Fehlverhalten im Umgang mit dem Schlaf sowie andere konditionierende Faktoren, durch eine rein medikamentöse Behandlung nicht erfaßt. Ziel der nichtmedikamentösen Maßnahmen ist es, über die für den Schlaf relevanten Einflußfaktoren Kontrolle zu erlangen, um damit den Organismus in einen Zustand zu versetzen, der einen guten Schlaf ermöglicht.

Ein nützliches Hilfsmittel kann das Führen eines *Schlaftagebuchs* sein, in dem Schlafqualität, Tagesbefindlichkeit und wichtige Ereignisse festgehalten werden. Neben der Dokumentation des Behandlungserfolgs hat dies auch einen verhaltenstherapeutischen Effekt. Der Patient lernt daraus, welche Faktoren sich positiv oder negativ auf seinen Schlaf auswirken. Das Sichtbarwerden von Schwankungen in der Ausprägung der Schlafstörung wirkt globalen Aussagen, wie „ich schlafe immer schlecht", entgegen. Der Patient erkennt, daß die Tagesbefindlichkeit nicht zwangsläufig vom Schlaf der vorangehenden Nacht abhängt und daß er sich auch nach schlechten Nächten leistungsfähig fühlen kann. Das Schlaftagebuch kann somit dazu beitragen, dem Patienten zu einer unvoreingenommeneren und gelasseneren Haltung gegenüber seiner Schlafstörung zu verhelfen.

Aufklärung und Beratung

Viele Menschen mit chronischen Schlafstörungen haben falsche und oft angstbesetzte Vorstellungen über ihren Schlaf. Am Anfang jeder Behandlung muß daher eine gründliche Aufklärung über den normalen Schlaf sowie über die möglichen Ursachen von Schlafstörungen stehen. Der Patient muß unter anderem über die folgenden Punkte aufgeklärt werden:

- Die notwendige Schlafdauer ist individuell sehr verschieden, und es gibt keine allgemeingültigen Normwerte hierfür.
- Nächtliches Aufwachen ist nicht zwangsläufig pathologisch, und gelegentliche „schlechte Nächte" sind durchaus normal.
- Auch längerdauernde Schlafstörungen führen kaum zu körperlichen Gesundheitsschäden.
- Ganz wichtig ist die Tatsache, daß die mit zunehmendem Alter auftretenden Veränderungen des Schlafes mit Abnahme der Schlafdauer und häufigerem Erwachen normal und nicht als krankhaft zu bewerten sind.
- Schließlich fällt die Selbsteinschätzung der eigenen Schlafqualität oft schlechter aus, als diese in Wirklichkeit ist.

Schlafhygiene

Hierunter versteht man einfache Empfehlungen zur Veränderung von Verhaltensweisen, die sich negativ auf den Schlaf auswirken. Die diesbezügliche Beratung sollte nicht schematisch erfolgen, sondern an die individuelle Situation des Patienten angepaßt werden. Der Patient sollte auf einen regelmäßigen Schlaf-Wach-Rhythmus achten mit regelmäßigen Zubettgehzeiten am Abend und Aufstehzeiten am Morgen. Dies gilt insbesondere auch für arbeitsfreie Tage wie am Wochenende oder im Urlaub. Die im Bett verbrachte Zeit sollte auf das notwendige Maß beschränkt bleiben. Zusätzlicher Tagesschlaf sollte vermieden werden, um einen möglichst großen Schlafdruck am Abend zu erzeugen. Es muß für möglichst günstige Schlafbedingungen hinsichtlich Bett, Raumtemperatur, Geräusch- und Lichtverhältnisse sowie Gestaltung der Schlafumgebung gesorgt werden. Wichtig ist zudem eine ausgeglichene Ernährung; sowohl Hunger als auch übermäßiges Essen vor dem Schlafengehen sollten vermieden werden. Auf abendlichen Konsum von Alkohol sollte verzichtet werden, da dieser nach einer anfangs müdemachenden Wirkung im weiteren Verlauf der Nacht zu Schlafstörungen führt. Ebenso sollten am Abend keine stimulierenden Getränke wie Kaffee, schwarzer Tee oder Cola mehr getrunken und der Nikotinkonsum eingeschränkt werden. Regelmäßige körperliche Aktivitäten während des Tages wirken sich positiv auf das Schlafverhalten auf. Allgemein sollten die Abendstunden entspannend gestaltet werden, indem geistige und körperliche Überanstrengungen vermieden werden.

Entspannungsverfahren

Entspannungstechniken können das geistige und körperliche Erregungsniveau vermindern und dadurch die Voraussetzungen für den Schlaf verbessern. Zum Einsatz kommen z. B. die *progressive Muskelrelaxation nach Jacobson, autogenes Training* und *Atemtherapie.* Keines dieser Verfahren hat sich dabei anderen als überlegen erwiesen. Auch *Biofeedback-Verfahren*, bei denen dem Patienten selbst der Grad der eigenen Anspannung durch Messung physiologischer Parameter rückgemeldet wird, können eingesetzt werden, um die Entspannung zu fördern. Voraussetzung für den erfolgreichen Einsatz eines Entspannungsverfahrens ist in jedem Fall das gründliche Erlernen, wobei in der Regel professionelle Anleitung und konsequentes Üben der Methode über einen längeren Zeitraum notwendig sind. Der Hausarzt oder die Krankenkassen vermitteln in der Regel die entsprechenden Adressen.

Stimuluskontrolle

Ansatzpunkt der *Stimuluskontrolltherapie* ist die bei chronischen Insomnien häufig vorliegende negative Konditionierung der Betroffenen. Die erlernte, mit negativen Empfindungen einhergehende Vorstellung, Bett und Schlafzimmer seien zwangsläufig mit Schlaflosigkeit verbunden, erzeugt bei diesen Schlafpatienten mit dem Zubettgehen eine zunehmende innere Anspannung. Auf diese Weise wird über einen bedingten Reflex die Insomnie aufrechterhalten. Ziel der Therapie ist es deshalb, durch systematische Desensibilisierung die erlernten negativen Assoziationen zu löschen, indem dem Patienten die richtigen Zusammenhänge zwischen Schlafumgebung und Einschlafen vermittelt werden.

Folgende Regeln sind zu empfehlen:
- Der Patient darf erst ins Bett gehen, wenn er sich müde fühlt.
- Das Bett ist nur zum Schlafen da. Andere Aktivitäten im Bett sind verboten, einzige Ausnahme sind sexuelle Aktivitäten.
- Bei Einschlafschwierigkeiten müssen Bett und Schlafzimmer wieder verlassen werden, der Patient darf sich erst wieder ins Bett legen, wenn er Müdigkeit verspürt. Falls sich der Schlaf auch jetzt nicht einstellt, muß der Patient wieder aufstehen.

Dieses Vorgehen ist so oft wie nötig zu wiederholen. Ziel ist es, den Stimulus „Bett" mit schnellem Einschlafen zu verbinden. Das Aufstehen morgens sollte, unabhängig vom Schlaf in der Nacht, immer zur gleichen Zeit erfolgen. Schlafen tagsüber muß vermieden werden.

Weitere nichtmedikamentöse Therapiemaßnahmen

Ansatzpunkt der *Schlafrestriktionstherapie* ist das Mißverhältnis zwischen der im Bett verbrachten Zeit und der tatsächlichen Schlafdauer. Durch drastische Verkürzung der Bettzeit auf die tatsächliche Schlafdauer am Anfang der Behandlung wird der Schlafdruck beträchtlich erhöht. Wenn die Patienten unter diesen Bedingungen den größten Teil der im Bett verbrachten Zeit schlafen, wird die Bettzeit schrittweise verlängert, bis schließlich die individuell angemessene Schlafzeit erreicht ist.

Bei Patienten mit ausgeprägten Ängsten vor dem Nicht-Ein-schlafen-Können kann das Verfahren der *paradoxen Intention* eingesetzt werden: Durch die Aufforderung wach zu bleiben, können schlafverhindernde Ängste und Gedanken abgebaut und somit das Einschlafen gefördert werden. Andere Methoden zur Beeinflussung ungünstiger Kognitionen sind die *kognitive Fokussierung*, die auf der Konzentration auf angenehme und beruhigende Gedankenbilder während des nächtlichen Wachliegens beruht, und der *Gedankenstopp*, womit nächtliche Grübeleien durchbrochen werden sollen.

Falls die Schlafstörung Teil einer komplexeren psychischen Störung ist, müssen auch über die dargestellten schlafspezifischen Methoden hinausgehende psychotherapeutische Verfahren in Erwägung gezogen werden. Je nach vorliegender Problematik kann eine individuelle Verhaltenstherapie z.B. Anleitung zum Aufbau positiver Aktivitäten, Training sozialer Fertigkeiten oder Möglichkeiten der Streßbewältigung umfassen. In Einzelfällen kann auch eine psychodynamisch orientierte, aufdeckende Psychotherapie indiziert sein. Bei schweren psychischen Störungen sollte das Behandlungskonzept auf jeden Fall mit einem Psychiater abgestimmt werden.

Medikamentöse Maßnahmen

Die medikamentöse Behandlung von Schlafstörungen sollte nur aus zwingenden Gründen im Rahmen eines Gesamtbe-handlungskonzepts erfolgen. Zunächst sind immer sekundäre Schlafstörungen durch entsprechende diagnostische Maß-nahmen auszuschließen. Falls eine psychische oder körperliche Erkrankung als Ursache der Schlafstörung nachgewiesen werden kann, ist – wenn möglich – stets eine ursachenorientierte Behandlung anzustreben. Weiterhin sind nichtmedikamentöse Maßnahmen entsprechend der vorliegenden Problematik durchzuführen. Die symptombezogene Therapie mit Schlafmitteln stellt stets nur *eine* Komponente in einem breit angelegten Therapiekonzept dar. Ein Vorteil der Behandlung mit Schlafmitteln ist der sichere und rasche Wirkungseintritt.

Insbesondere gelingt damit das rasche Durchbrechen des Teufelskreises von schlafverhindernden Reaktionsweisen und Schlafstörung. Die Nachteile von Schlafmitteln bestehen im möglichen Auftreten von Nebenwirkungen, zusätzlich birgt die längerfristige Einnahme bestimmter Medikamente das Risiko von Mißbrauch und Abhängigkeit. Bei unkritischer Verordnung können darüber hinaus die Symptomatik verschleiert, wesentliche ursächliche Faktoren übersehen und damit eine ursachenorientierte Therapie verhindert werden. Risikopatienten sollten von dieser Behandlungsform ausgeschlossen und Kontraindikationen berücksichtigt werden. So weisen z. B. Patienten mit einer ehemaligen oder noch bestehenden Sucht ein erhöhtes Risiko auf, einen Medikamentenmißbrauch oder eine Medikamentenabhängigkeit zu entwickeln. Atemdepressiv wirkende Medikamente dürfen nicht bei Patienten mit schlafbezogenen Atmungsstörungen verordnet werden.

Das ideale Schlafmittel, das den Schlaf subjektiv und objektiv verbessert und gleichzeitig das physiologische Schlafmuster erhält, das rasch wirkt ohne Überhang am Morgen, das keine Nebenwirkungen und gleichzeitig eine große therapeutische Breite aufweist, ohne daß bei längerer Anwendung die Wirkung nachläßt oder sich eine Abhängigkeit entwickelt, dieses Schlafmittel gibt es nicht. Bei der Auswahl eines Schlafmittels sollte man jedoch versuchen, diesen Kriterien möglichst nahe zu kommen. Wichtige Gesichtspunkte dabei sind Art, Schweregrad und Dauer der Schlafstörung. Im Hinblick auf mögliche Nebenwirkungen sind insbesondere das Alter des Patienten und eventuelle Begleiterkrankungen zu berücksichtigen.

Während die Verordnung eines Schlafmittels bei kurzdauernder Insomnie zur raschen Entlastung des Patienten gerechtfertigt ist, gibt es für die Langzeitanwendung keine allgemein akzeptierten Richtlinien. Einerseits soll eine Langzeitbehandlung wegen der angesprochenen Probleme vermieden werden. Andererseits wird auch die Meinung vertreten, daß viele Patienten von einer Dauertherapie durch Verbesserung der Lebensqualität profitieren, wohingegen das Risiko von Mißbrauch und Abhängigkeit als eher gering einzustufen ist. Insbesondere bei älteren Patienten, die über einen längeren Zeitraum Schlafmittel eingenommen haben, sollte das Absetzen des Schlafmittels nicht erzwungen werden.

Die heute überwiegend eingesetzten Schlafmittel sind die Benzodiazepine und die neuen Nichtbenzodiazepin-Hypnotika. Diese haben die älteren Schlafmittel, wie die Barbiturate, weitgehend verdrängt. Außerdem werden auch sedierend wirkende Antidepressiva, Neuroleptika, Antihistaminika und Alkoholderivate als Schlafmittel eingesetzt. Diese Substanzen sind insbesondere dann einzusetzen, wenn Benzodiazepine aus verschiedenen Gründen nicht eingesetzt werden können oder wenn ein erhöhtes Abhängigkeitsrisiko vorliegt.

Benzodiazepine

Die wichtigsten Schlafmittel sind heute die *Benzodiazepine*. Sie haben eine gute hypnotische, d.h. schlaffördernde Wirkung bei geringer Nebenwirkungsrate und großer therapeutischer Breite. Die Substanzen dieser Stoffgruppe haben alle ein ähnliches Wirkprofil. Neben dem hypnotischen Effekt wirken sie angstlösend und muskelentspannend. Außerdem sind sie antikonvulsiv wirksam, d.h., sie wirken gegen Krampfanfälle. Polysomnographisch bewirken Benzodiazepine eine Zunahme der Gesamtschlafdauer mit verkürzter Einschlaflatenz und reduziertem nächtlichen Erwachen. Die physiologische Schlafstruktur wird jedoch verändert, indem Tiefschlaf und REM-Schlaf zurückgedrängt werden. Hauptgesichtspunkt bei der Auswahl einer bestimmten Substanz ist die durch die Halbwertszeit bestimmte Wirkdauer. Unerwünschte Nebenwirkungen sind vor allem Überhangeffekte wie Sedierung und eingeschränkte Leistungsfähigkeit am Morgen. Es können vorübergehende Gedächtnisstörungen auftreten. Bei älteren Menschen ist die muskelentspannende Wirkung mit daraus resultierender Muskelschwäche und der Gefahr von Stürzen zu berücksichtigen. Durch die atmungshemmende Wirkung können Lungenerkrankungen oder ein Schlafapnoe-Syndrom verschlimmert werden. Vor allem bei Kindern und älteren Patienten können paradoxe Wirkungen mit Erregungszuständen auftreten. Bei einer Langzeitanwendung besteht das Risiko der Abhängigkeit mit Toleranzentwicklung und Entzugssymptomen nach dem Absetzen.

Andere Schlafmittel

Seit einigen Jahren sind mit den Substanzen Zopiclon, aus der Gruppe der Cyclopyrrolone, und Zolpidem, aus der Gruppe der Imidazopyridine, neue Schlafmittel erhältlich. Sie sind chemisch nicht mit den Benzodiazepinen verwandt, greifen aber im Zentralnervensystem an den gleichen Rezeptoren an. Sie weisen daher ein ähnliches Wirkprofil auf. Die hypnotische Wirksamkeit ist der der Benzodiazepine vergleichbar. Möglicherweise haben diese Substanzen ein geringeres Abhängigkeitspotential als die Benzodiazepine, jedoch ist der Erfahrungszeitraum für eine endgültige diesbezügliche Beurteilung noch zu kurz.

Die früher sehr verbreiteten Barbiturate werden heute wegen ihrer erheblichen Nebenwirkungen nicht mehr als Schlafmittel empfohlen. Sie bewirken eine starke Veränderung des physiologischen Schlafprofils, haben wegen ihrer hohen Giftigkeit eine nur geringe therapeutische Breite und weisen ein hohes Abhängigkeitspotential auf.

Einige Antidepressiva, also zur Behandlung von Depressionen eingesetzte Medikamente, haben eine deutlich sedierende Komponente, die zur Förderung des Schlafes genutzt werden kann. Hierzu gehören unter anderem Amitriptylin, Doxepin, Trimipramin und Mianserin. Ihre abendliche Einnahme verbessert nicht nur bei Depressiven, sondern auch bei Patienten mit einer nichtdepressiv bedingten Insomnie den Schlaf. Polysomnographisch geht dies, abgesehen von Trimipramin, mit einer Unterdrückung des REM-Schlafs einher. Antidepressiva haben zudem den großen Vorteil eines nur sehr geringen Mißbrauchs- und Abhängigkeitspotentials. Im Vergleich mit den Benzodiazepinen weisen sie jedoch ein sehr viel ungünstigeres Nebenwirkungsprofil auf. Während Antidepressiva also die Therapie der Wahl bei Schlafstörungen im Rahmen einer depressiven Erkrankung darstellen, schränkt dies ihre Anwendung bei anderen Insomnien ein.

Auch zahlreiche Neuroleptika, die in der Psychiatrie zur Behandlung von Psychosen eingesetzt werden, haben eine sedierende Wirkkomponente, dies gilt vor allem für die sog. niederpotenten Substanzen mit nur schwacher antipsychotischer Wirkung. Bei praktisch fehlendem Mißbrauchs- und Abhängigkeitspotential haben sie jedoch, wie auch die Antidepressiva, ein sehr viel ungünstigeres Nebenwirkungsprofil im Vergleich zu den Benzodiazepinen. Hierdurch ist ihre Anwendung bei nichtpsychotisch bedingten Insomnien begrenzt.

Alkoholderivate (Chloralhydrat) und Antihistaminika (z. B. Diphenhydramin, Promethazin) besitzen eine im Vergleich zu den Benzodiazepinen nur mäßige hypnotische Wirksamkeit und führen bei längerem Gebrauch zu nachlassender Wirkung. Sie eignen sich daher nur für die kurzzeitige Behandlung von leichteren Schlafstörungen, ihr Einsatz bei chronischen Insomnien ist nicht zu empfehlen. Clomethiazol wird überwiegend zur Behandlung deliranter Zustände, z. B. im Rahmen des Alkoholentzugs, eingesetzt, es weist aber auch ausgeprägte sedierend-hypnotische Eigenschaften auf. Wegen seines hohen Abhängigkeitspotentials sollte Clomethiazol aber nur unter stationären Bedingungen und streng kontrolliert verordnet werden und auf die Behandlung von Schlafstörungen im Rahmen von Delirien beschränkt bleiben. Eine Ausnahme stellen hartnäckige Schlafstörungen bei geriatrischen Patienten dar.

Einigen pflanzlichen Substanzen, z. B. Baldrianextrakten, wird eine milde sedierende Wirkung zugeschrieben. Trotz noch nicht ausreichend gesicherter Wirksamkeit können diese Substanzen wegen ihrer praktisch fehlenden Nebenwirkungen bei leichten Schlafstörungen empfohlen werden.

VIII. Unerwünschte Atempausen –
Das Schlafapnoe-Syndrom

Bei den schlafbezogenen Atmungsstörungen kommt es während des Schlafes zu abnormen Atmungsereignissen, wodurch der Schlaf und daraus resultierend auch die Tagesbefindlichkeit gestört sein können. Die wichtigste Form schlafbezogener Atmungsstörungen ist das *Schlafapnoe-Syndrom*, das durch das Auftreten von nächtlichen Atempausen charakterisiert ist. Die Ursache ist eine durch den Schlaf induzierte Störung der Atemregulation bzw. der Koordination der an der Atmung beteiligten Muskulatur. Das Schlafapnoe-Syndrom kommt mindestens bei 1 % der Bevölkerung im erwerbsfähigen Alter vor. Betroffen sind überwiegend Männer, wobei die Häufigkeit der Erkrankung mit dem Alter zunimmt.

1. Was geschieht bei der Schlafapnoe? – Pathophysiologie

Der Atemrhythmus mit regelmäßigem Wechsel von Ein- und Ausatmung wird durch neuronale Strukturen im Hirnstamm gesteuert. Die Tätigkeit dieser Nervenzellen sowie Tonus (Spannungszustand) und phasische Aktivität der verschiedenen an der Atmung beteiligten Muskeln, wobei insbesondere das Verhältnis von Zwerchfell und Brustkorbmuskulatur einerseits und der für das Offenhalten der oberen Luftwege verantwortlichen Zungen- und Rachenmuskulatur andererseits von Bedeutung sind, unterliegen dabei einer komplexen Regulation mit vielfältigen Einflüssen. Eine wesentliche Bedeutung kommt dabei der Vigilanz, also dem Wachheitsgrad zu. Der Schlaf, und hierin insbesondere der REM-Schlaf, stellt bereits physiologischerweise einen instabileren Zustand der Atmung im Vergleich zum Wachzustand dar: Der Atemantrieb ist vermindert, der Tonus von Zunge und Rachenmuskulatur ist reduziert, damit der Widerstand in den oberen Luftwegen erhöht, die Empfindlichkeit der Chemorezeptoren für die Blutgase (CO_2 und O_2) ist herabgesetzt.

Beim Schlafapnoe-Syndrom wird nun durch die verminderte Vigilanz im Schlaf die Regulation des respiratorischen Systems gestört, was sich im gehäuften Auftreten von Atempausen, sog. Apnoen, manifestiert. Als Apnoe wird eine Unterbrechung des Luftstroms über eine Dauer von mindestens zehn Sekunden definiert. In den meisten Fällen liegt die Dauer der Apnoen im Bereich von 30–40 Sekunden, in Extremfällen bis zu drei Minuten. Eine Häufigkeit bis zu fünf Apnoen pro Stunde liegt noch im physiologischen Bereich. Mehr als zehn Apnoen pro Stunde sind als krankhaft anzusehen.

Vom Pathomechanismus her können drei verschiedene Muster von Apnoen unterschieden werden. Bei der *zentralen Apnoe* setzt der Atemantrieb aus, es werden keine Atembewegungen durch Thorax und Zwerchfell mehr ausgeführt, demzufolge strömt auch keine Luft mehr durch die oberen Atemwege. Im Gegensatz dazu bleibt bei der *obstruktiven Apnoe* der Atemantrieb erhalten. Vielmehr führt hier ein im Schlaf stark verminderter Muskeltonus im Bereich von Zunge und Rachen zum Kollaps und damit zum Verschluß (Obstruktion) der oberen Atemwege, so daß trotz vorhandener Atembewegungen keine Luft mehr strömen kann. Es liegt in diesem Falle also eine Störung der Koordination der verschiedenen an der Atmung beteiligten Muskelsysteme vor. Die rein zentrale und rein obstruktive Apnoe sind sehr selten, in mehr als 90 % der Fälle findet man *gemischte Apnoen*. Dabei fällt anfangs der Atemantrieb aus (zentrale Komponente), hieran schließt sich nach Wiedereinsetzen der Atembewegungen eine Verlegung der oberen Atemwege infolge des stark verminderten Muskeltonus an (obstruktive Komponente).

Während der Apnoen kann kein Gasaustausch stattfinden. Die Folge sind erhebliche Blutgasveränderungen mit abnehmendem Sauerstoff- und zunehmendem Kohlendioxidgehalt des Blutes. Hierauf reagiert der Organismus mit einem *Arousal*, d.h. mit einer Anhebung der zentralnervösen Vigilanz und Übergang in ein oberflächlicheres Schlafstadium. Die erhöhte Vigilanz bewirkt eine Normalisierung der Atmung mit Wiederherstellung eines ausreichenden Muskeltonus in den oberen Atemwegen. Das Arousal ist also eine Alarmreaktion des Organismus, wodurch die Apnoephase aktiv beendet wird.

Diese wiederholt auftretenden Arousals, einerseits ein lebensrettender Mechanismus zur Aufrechterhaltung der Atmung, haben andererseits, obwohl sie meist nur wenige Sekunden dauern und nicht zum bewußten Wachwerden führen, eine erhebliche Störung der physiologischen Schlafstruktur zur Folge. Man spricht hier deshalb von einer *Fragmentierung des Schlafs*. Durch die sich häufig wiederholende Anhebung der Vigilanz kommt es zu einer Reduktion von Tief- und REM-Schlaf.

Die im folgenden dargestellten klinischen Aspekte behandeln vor allem die weitaus am häufigsten vorkommenden Schlafapnoe-Syndrome mit obstruktiver Komponente. Auf die rein zentralen Schlafapnoe-Syndrome wird wegen ihrer Seltenheit nur am Rande eingegangen.

2. Klinisches Bild

Häufig berichten die Partner der Patienten über das gestörte Schlafverhalten, das sich mit lautem Schnarchen, als Ausdruck der partiellen Obstruktion der oberen Luftwege, und nächtlichen Atempausen äußert. Die psychischen und vegetativen Beschwerden der Patienten selbst sind Folge ihres stark gestörten Schlafs. Sie klagen vor allem über vermehrte Tagesmüdigkeit und ihre Neigung zum Einschlafen, vor allem bei monotonen Tätigkeiten wie Lesen, Fernsehen, Autofahren. Neben den damit verbundenen beruflichen und sozialen Beeinträchtigungen kann dies auch ein deutlich erhöhtes Unfallrisiko im Straßenverkehr bedingen. Die vermehrte Schläfrigkeit läßt sich durch Tests (z. B. Multipler Schlaflatenz-Test) objektivieren. Außer der Tagesschläfrigkeit wird von den Patienten meist noch über weitere psychische und körperliche Beschwerden geklagt. Hierzu zählen insbesondere Konzentrations- und Merkfähigkeitsstörungen. Es kann zu depressiven Verstimmungen kommen. Die Patienten klagen über unruhigen, nicht erholsamen Schlaf, häufig treten morgendliche dumpfe Kopfschmerzen auf. Seltener dagegen sind Insomnie-beschwerden mit häufigem nächtlichem Erwachen, das eventuell von Erstickungsgefühl begleitet wird.

Das obstruktive Schlafapnoe-Syndrom ist häufig mit einer Reihe von internistischen Krankheiten verbunden. Es handelt sich dabei in erster Linie um Bluthochdruck, Herzrhythmusstörungen, Herzinsuffizienz und Zunahme der roten Blutkörperchen. Durch die Obstruktion der oberen Luftwege bei gleichzeitig erhaltenen, allerdings ergebnislosen Atembewegungen von Zwerchfell und Brustkorb treten während der Apnoephasen erhebliche Druckschwankungen im Innern des Brustkorbs mit entsprechenden Veränderungen an Herz und Gefäßen auf. Während der Apnoen nimmt typischerweise die Herzfrequenz ab, gefolgt von einer Zunahme der Herzfrequenz mit dem Arousal. Darüber hinaus treten verschiedene Formen von Herzrhythmusstörungen auf. Ebenso weist der Blutdruck im großen und kleinen Kreislauf zyklische Schwankungen auf. Diese hämodynamischen Veränderungen sind, zusammen mit dem erniedrigten Sauerstoffgehalt des Blutes, für die längerfristig auftretenden, das Herz-Kreislaufsystem betreffenden Folgekrankheiten des Schlafapnoe-Syndroms verantwortlich.

Wichtig ist die Tatsache, daß eine Reihe von Faktoren die Apnoesymptomatik verstärken, wie Übergewicht, Schlafentzug, Alkoholkonsum und die Einnahme zentral dämpfender Medikamente. Erkrankungen im Nasen-Rachen-Raum können ebenfalls den Verschluß der Atemwege fördern. Auch Nikotinmißbrauch wirkt sich negativ aus, da dies einen zusätzlichen Risikofaktor für Herz- und Gefäßerkrankungen darstellt und durch die permanente Reizung der Schleimhäute der oberen Luftwege eine Obstruktion in diesem Bereich begünstigt wird.

Wegen der mit diesen drohenden Folgekrankheiten einhergehenden Gefährdung des Patienten sowie wegen der oft erheblichen subjektiven Beeinträchtigungen ist es wichtig, das Schlafapnoe-Syndrom in die Differentialdiagnose von Schlafstörungen mit einzubeziehen und bei entsprechendem Verdacht eine diagnostische Klärung durchzuführen.

3. Diagnostik

Die entscheidenden Schritte in der diagnostischen Abklärung sind die Anamnese und die klinische Untersuchung. Neben Hinweisen durch den Partner auf nächtliche Atempausen ist vor allem auf das Leitsymptom der vermehrten Tagesmüdigkeit sowie auf einen möglichen Bluthochdruck zu achten.

Die Sicherung der Diagnose und genaue Klassifizierung des Schlafapnoe-Syndroms erfolgen durch polysomnographische Untersuchungen im Schlaflabor. Die Messung von EEG, Augenbewegungen (EOG) und EMG der submentalen Muskulatur dient zur exakten Bestimmung der Schlafstadien und Erkennung von Arousals. Das EKG erfaßt parallel zu den Apnoephasen auftretende, zyklische Schwankungen der Herzfrequenz. Darüber hinaus müssen noch mindestens die drei folgenden respiratorischen Parameter erfaßt werden: Zur Erkennung von Atempausen muß der Luftstrom durch Mund und Nase gemessen werden (z. B. mit Hilfe eines Thermistors). Die zusätzliche Registrierung der Atembewegungen von Brustkorb und Bauch erlaubt die Differenzierung zwischen obstruktiven und zentralen Apnoen. Die Sauerstoffsättigung im Blut kann schmerzfrei am Finger gemessen werden (Pulsoxymetrie), sie ist ein Maß für den Abfall des Sauerstoffgehalts des Blutes während der Apnoephasen. Des weiteren können noch andere respiratorische und kardiovaskuläre Parameter sowie Schnarchlaute und Körperbewegungen registriert werden, was natürlich einen zusätzlichen apparativen Aufwand erfordert.

Abbildung 11 zeigt ein Beispiel für eine gemischte Apnoe bei einem Patienten mit einem Schlafapnoe-Syndrom. Deutlich erkennbar ist die am Anfang stehende zentrale Komponente mit Abflachung und schließlich Ausbleiben der Brustkorbbewegungen. Das Wiedereinsetzen des Atemantriebs bewirkt keinen Luftstrom aufgrund der durch die Muskelentspannung weiterhin bestehenden Verlegung der oberen Luftwege. Die Apnoe wird aktiv durch ein Arousal beendet, erkennbar an der Frequenzbeschleunigung im EEG und der abrupten Zunahme der Muskelspannung.

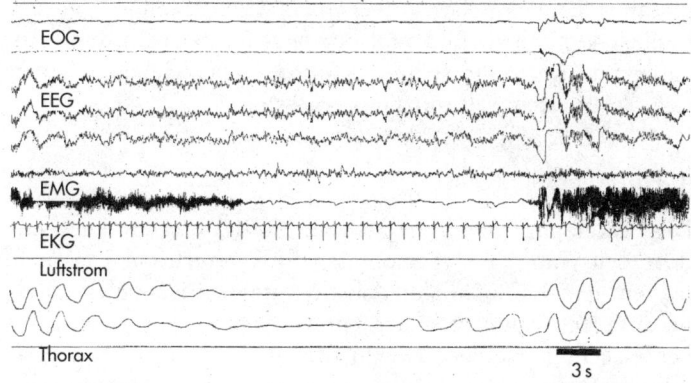

Abb.11: Gemischte Apnoe bei einem Patienten mit Schlafapnoe-Syndrom.

Die Polysomnographie zeigt Häufigkeit und Dauer der auftretenden Apnoen, erlaubt die Unterscheidung von zentraler und obstruktiver Komponente und gibt Auskunft über das Ausmaß der Reduktion der Sauerstoffsättigung und der begleitenden Herzfrequenzschwankungen. Das Schlafprofil beschreibt Häufigkeit und zeitliche Verteilung der einzelnen Schlafstadien und erfaßt den Schweregrad der Schlafstörung.

Neben der Schlaflaboruntersuchung ist noch eine internistische Untersuchung, insbesondere von Herz und Lunge, erforderlich, um bereits erkennbare Folgekrankheiten festzustellen und andere begleitende Atemwegserkrankungen auszuschließen. Der Umfang der apparativen Maßnahmen ist abhängig vom jeweils vorliegenden klinischen Bild. Hierzu gehören Ruhe-EKG, Langzeit-EKG, Ergometrie, Röntgenuntersuchung des Thorax, Lungenfunktion und Blutuntersuchungen. Schließlich ist auch eine Untersuchung durch den Hals-Nasen-Ohren-Arzt durchzuführen, um eine anatomisch bedingte Obstruktion im Bereich der oberen Luftwege auszuschließen.

Heute stehen auch leistungsfähige, ambulant einsetzbare Nicht-Labor-Monitorsysteme zur Verfügung, die bei entsprechendem Krankheitsverdacht der aufwendigen Untersuchung im Schlaflabor vorangestellt werden können. Dies erlaubt ein gestuftes diagnostisches Vorgehen beim Schlafapnoe-Syndrom je nach klinischem Bild und der jeweiligen Gefährdung des Patienten. Auch für spätere Kontrolluntersuchungen haben sich diese Systeme als nützlich erwiesen.

4. Differentialdiagnose

Das Schlafapnoe-Syndrom stellt die häufigste Erkrankung mit dem Leitsymptom Hypersomnie, d. h. vermehrter Tagesmüdigkeit, dar. Differentialdiagnostisch müssen jedoch eine Reihe anderer Krankheitsbilder mit vermehrter Tagesmüdigkeit berücksichtigt werden. Hierzu zählen die Narkolepsie, periodische Bewegungen der Extremitäten, primäre Hypersomnien und psychiatrische Erkrankungen, insbesondere depressive Syndrome. Auch an internistische Erkrankungen, z. B. eine Unterfunktion der Schilddrüse, ist zu denken. Die Unterscheidung der genannten Krankheitsbilder gelingt aufgrund der typischen klinischen Symptomatik, der Polysomnographie und der entsprechenden Zusatzuntersuchungen.

5. Therapie

Die therapeutischen Maßnahmen richten sich nach dem Schweregrad des vorliegenden Krankheitsbildes, d. h. nach den subjektiven Beschwerden und dem objektiven Risiko des Patienten. Dabei ist die bei der Polysomnographie gemessene Häufigkeit der Apnoephasen nur ein Faktor, entscheidend ist vielmehr das gesamte klinische Bild, also das Ergebnis von Anamnese, klinischer Untersuchung, Polysomnographie und internistischer Funktionsdiagnostik.

Empfohlen wird ein stufenweises therapeutisches Vorgehen. In leichten Fällen, wenn der Patient keine Symptome aufweist oder nur über minimale Beschwerden klagt, genügt eine Verhaltensberatung, die selbstverständlich bei allen Patienten notwendig ist. Es müssen alle Faktoren vermieden werden, die zu einer Verstärkung der Apnoesymptomatik führen. In erster

Linie muß eine Gewichtsreduktion der meist übergewichtigen Patienten durch diätetische Maßnahmen und verstärkte körperliche Aktivität erreicht werden. Es ist auf die Einhaltung eines regelmäßigen Schlaf-Wach-Rhythmus mit ausreichender Schlafdauer zu achten. Abendlicher Alkoholkonsum sowie die Einnahme zentral dämpfender Medikamente sollten vermieden werden. Auf jeden Fall ist bei internistischen Begleiterkrankungen (Herz-Kreislauferkrankungen usw.) eine konsequente symptomatische Behandlung erforderlich.

In einer zweiten Stufe kann ein medikamentöser Therapieversuch unternommen werden. Die Möglichkeiten dabei sind allerdings recht begrenzt. Empfohlen werden kann die abendliche Gabe von retardiertem, d. h. den Wirkstoff langsam freisetzendem Theophyllin, das einen atemstimulierenden Effekt hat. Hierbei ist eine Dosierung von 250 bis maximal 700 mg ausreichend, durch eine höhere Dosierung ist kein weiterer Effekt zu erwarten. Eine Besserung des Apnoe-Syndroms ist auch durch bestimmte Antidepressiva, z. B. Protriptylin, sowie durch das Steroidhormon Medroxyprogesteron nachgewiesen worden. Wegen der möglichen Nebenwirkungen werden diese Substanzen jedoch nicht mehr generell empfohlen.

Bei ausgeprägter Symptomatik ist die nasale CPAP-Therapie (continuous positive airway pressure) die Methode der Wahl, die 1981 von Sullivan eingeführt wurde. Dabei wird über eine von dem Patienten nachts getragene Atemmaske ein kontinuierlicher Überdruck in den Atemwegen erzeugt und dabei ein Kollabieren der Atemwege verhindert. Die Einstellung erfolgt im Schlaflabor über mehrere Nächte, wobei der Druck schrittweise gesteigert wird bis zum sogenannten minimal effektiven Druck, bei dem keine Apnoen mehr auftreten. Hierbei ist eine intensive Überwachung des Patienten erforderlich, da es bei noch niedrigem Beatmungsdruck zu gefährlichen Atmungsstörungen kommen kann. Unter dieser Therapie verschwinden die Symptome des Schlafapnoe-Syndroms völlig. Es können im wesentlichen lokale Nebenwirkungen auftreten wie Druckstellen durch die Atemmaske, Austrocknung und Reizungen der Nasen-Rachen-Schleimhaut. Bei

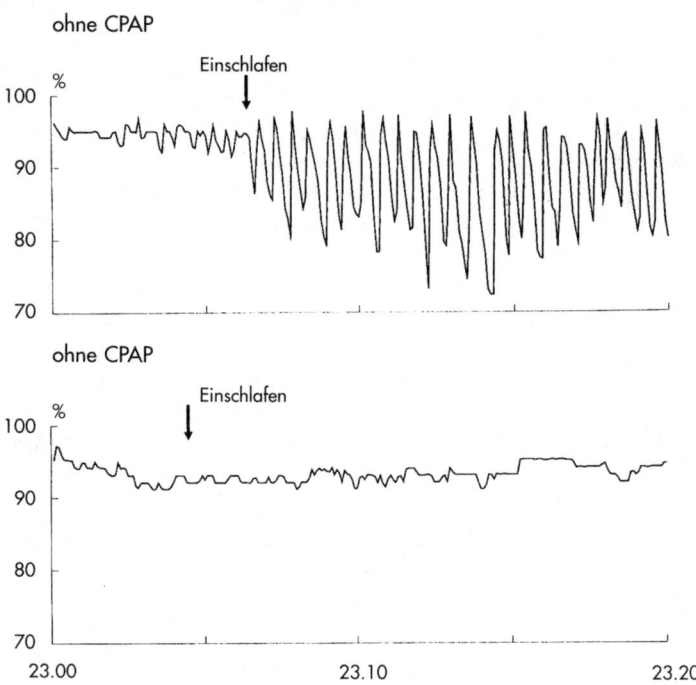

Abb. 12: Einfluß der CPAP-Therapie auf die Sauerstoffsättigung im Blut bei einem Patienten mit Schlafapnoe-Syndrom. Dargestellt sind die ersten 20 Minuten der Polysomnographie vor und nach Einstellung auf CPAP.

adäquater Langzeitbetreuung wurde, bei gleichzeitig hoher Effektivität dieser Therapie, bei den Patienten eine Langzeitakzeptanz dieser Behandlungsform von über 80 % erreicht.

Abbildungen 12 und 13 zeigen den Effekt der CPAP-Therapie bei einem Patienten mit einem schweren Schlafapnoe-Syndrom. In Abbildung 12 ist der Verlauf der Sauerstoffsättigung im Blut während der ersten 20 Minuten der Polysomnographie dargestellt. Vor der Behandlung treten unmittelbar nach dem Einschlafen sägezahnförmige Abfälle der Sauer-

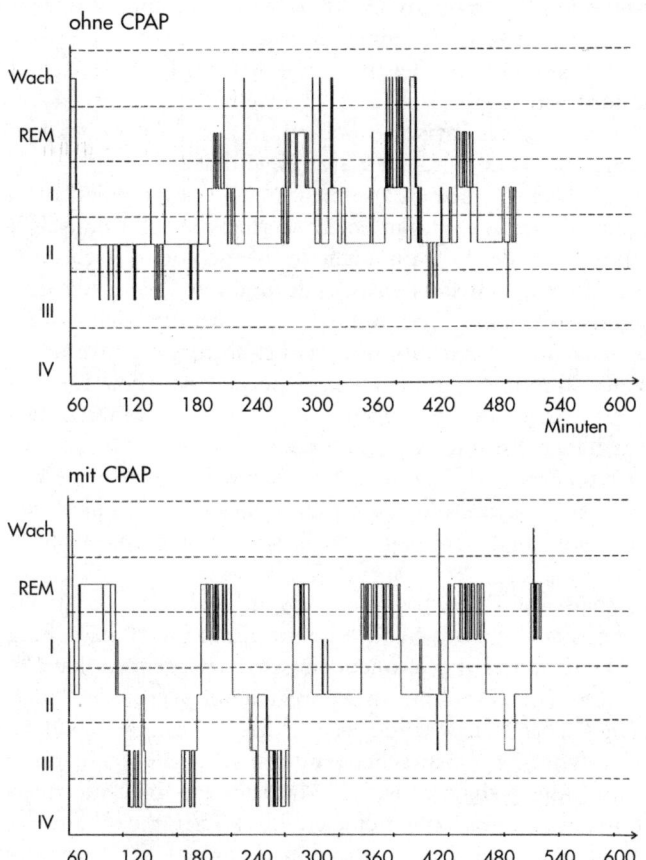

Abb. 13: Schlafprofil eines Patienten mit Schlafapnoe-Syndrom vor und nach Einstellung auf CPAP (derselbe Patient wie in Abb. 12).

stoffsättigung entsprechend der Apnoephasen auf. Durch die CPAP-Therapie werden die Apnoen verhindert, die Sauerstoffsättigung bleibt oberhalb 90 %. Wie Abbildung 13 zeigt, führt die verbesserte Atmung zu einer Normalisierung des Schlafs. Während vor der Behandlung fast kein Tiefschlaf vorhanden ist, ergibt sich nach Einstellung auf die CPAP-Therapie ein physiologisches Schlafprofil mit ausreichendem Tiefschlafanteil während der ersten Nachthälfte.

Andere Therapieformen kommen nur in Ausnahmefällen in Betracht. Operative Maßnahmen werden bei anatomischen Fehlbildungen oder Erkrankungen im Bereich der oberen Luftwege notwendig. Ansonsten ist aufgrund der möglichen irreversiblen Nebenwirkungen und des präoperativ nicht sicher abzuschätzenden Operationserfolgs bei chirurgischen Eingriffen Zurückhaltung geboten. Bei lebensbedrohlichen Zuständen und wenn alle bisherigen therapeutischen Maßnahmen versagt haben, ist ein Luftröhrenschnitt in Erwägung zu ziehen. Prothetische Maßnahmen oder Kontrolle der Körperlage können im Einzelfall die Symptomatik bessern, sind aber wegen der ungenügenden Sicherheit in schweren Fällen nicht zu empfehlen.

Bei adäquater Therapie und sorgfältiger Verlaufskontrolle spricht das Schlafapnoe-Syndrom sehr gut auf die Behandlung an und die langfristig drohenden schwerwiegenden kardiovaskulären Folgekrankheiten können damit verhindert werden. Dies zeigt, wie wichtig es ist, dieses Krankheitsbild zu kennen, damit bei entsprechendem klinischen Verdacht rasch die notwendigen diagnostischen Maßnahmen eingeleitet werden können und der Patient eine effektive Therapie erhält.

IX. Der Schlafanfall
und die erhöhte Einschlafneigung –
Narkolepsie und Hypersomnien

1. Narkolepsie

Bei der Narkolepsie handelt es sich um eine Störung der Schlaf-Wach-Regulation noch unbekannter Ursache. Epidemiologische Studien haben eine Häufigkeit von 0,02–0,16 % in der Erwachsenenbevölkerung ergeben, wobei Frauen und Männer gleichermaßen betroffen sind. Genetische Faktoren scheinen bei der Entwicklung der Narkolepsie eine Rolle zu spielen. Etwa 5–15 % der biologischen Verwandten 1. Grades von Narkolepsie-Patienten weisen die Störung auch auf. Der Vererbungsmodus ist noch nicht geklärt, umfaßt aber wahrscheinlich mehrere Faktoren.

Klinisches Bild

Leitsymptom der Narkolepsie sind *Schlafattacken* mit plötzlich und unbeabsichtigt einsetzenden, unwiderstehbaren Schlafepisoden. Dies kann in allen Situationen auftreten, verstärkt jedoch in Phasen gleichförmiger Aktivitäten, z.B. beim Autofahren, Lesen oder Hören eines Vortrags. Die Schlafepisoden dauern meist nur 10–20 Minuten, können aber auch bis zu einer Stunde anhalten. Der Patient ist jederzeit weckbar. Im Gegensatz zum Schlafapnoe-Syndrom fühlt sich der Patient nach dem Erwachen erholt und weist in der Regel zwischen den Schlafattacken einen normalen Wachheitsgrad auf. Einige Patienten klagen jedoch auch über ein ständiges Müdigkeitsgefühl.

Neben den Schlafattacken können im weiteren Krankheitsverlauf zusätzliche charakteristische Symptome auftreten, die durch eingestreute Elemente des REM-Schlafs in den Wachzustand bzw. in die Übergangsphase von Schlaf und Wachsein verursacht werden. Etwa 70 % der Patienten zeigen eine *Kataplexie*. Hierbei handelt es sich um einen plötzlichen, im allgemeinen nur Sekunden dauernden, beidseitigen Verlust des Muskeltonus. Dies kann sich diskret äußern und sich z. B. durch ein kurzes Herabsinken des Unterkiefers oder ein leichtes Einknicken in den Knien bemerkbar machen. In schwereren Fällen können die Patienten aber auch Gegenstände fallenlassen oder sogar zu Boden stürzen. Das Bewußtsein ist dabei nicht gestört. Kataplektische Attacken werden häufig ausgelöst durch starke emotionale Reize, z. B. durch Wut oder Lachen.

20–40% der Patienten berichten über traumähnliche Erlebnisse beim Einschlafen, seltener beim Aufwachen. Diese *hypnagogen*, d. h. schlafbezogenen *Halluzinationen* sind meist optischer Natur mit einfachen oder komplexen Trugwahrnehmungen. Auch akustische hypnagoge Halluzinationen können vorkommen. 30–50% der Patienten erleben eine *Schlaflähmung* beim Übergang vom Schlaf zum Wachzustand. Die Patienten sind in diesem Zustand wach, jedoch unfähig, sich zu bewegen oder zu sprechen. Schlafbezogene Halluzinationen und Schlaflähmung, die häufig auch gemeinsam auftreten, dauern meist Sekunden bis zu einigen Minuten und hören spontan auf.

Häufig kommt es bei der Narkolepsie zu sog. *automatischem Handeln*, d. h. zur Durchführung komplexer Aktivitäten bei eingeschränktem Bewußtsein, worüber dann meist eine eingeschränkte Erinnerung besteht. So kann ein Patient während monotoner Schreibtischarbeiten plötzlich sinnlose Sätze niederschreiben. Während das Schlafverhalten zu Beginn der Erkrankung meist noch normal ist, entwickelt sich im weiteren Krankheitsverlauf häufig ein unterbrochener Nachtschlaf mit polysomnographisch nachweisbaren abnormen REM-Schlaf-Mustern.

Durch die unvorhersehbaren Schlafattacken und kataplektischen Anfälle kann es zu schwerwiegenden Beeinträchtigungen im Beruf und anderen sozialen Bereichen kommen. Darüber hinaus kann der Patient sich selbst und andere gefährden, z. B. beim Autofahren oder beim Bedienen von Maschinen.

Der Beginn der Erkrankung liegt typischerweise im frühen Erwachsenenalter mit einem Gipfel zwischen dem 15. und

25. Lebensjahr. In einem Teil der Fälle lassen sich vorange-
hende Belastungssituationen eruieren. Die Symptomatik entwickelt sich meist allmählich mit vermehrter Tagesschläfrigkeit und Einschlafattacken, in den folgenden Jahren können
dann weitere Symptome dazutreten. Die Erkrankung besteht
meist lebenslang, wobei es, oft in Abhängigkeit von psychischen Belastungen, zu Schwankungen in der Ausprägung der
Symptomatik kommen kann. Im höheren Alter schwächen
sich die Krankheitssymptome oft ab.

Diagnose

Der Verdacht auf das Vorliegen einer Narkolepsie wird auf-
grund der entsprechend typisch klinischen Symptomatik mit
Einschlafattacken, Kataplexie, schlafgebundenen Halluzinationen und Schlaflähmung gestellt. Zur Sicherung der Diagnose sowie zum Ausschluß anderer Ursachen einer Hypersomnie, wie z.B. eines Schlafapnoe-Syndroms oder periodischer
Bewegungen der Extremitäten, ist eine polysomnographische
Abklärung im Schlaflabor notwendig. Neben der üblichen
Untersuchung des Nachtschlafs wird außerdem der Multiple
Schlaflatenz-Test tagsüber durchgeführt. Hierbei wird der Patient zu fünf verschiedenen Tageszeiten aufgefordert einzuschlafen. Patienten mit einer Narkolepsie weisen gegenüber
Gesunden eine verkürzte Einschlaflatenz auf: Sie schlafen in
der Regel nach 2–4 Minuten ein, während Gesunde mehr
als 10 Minuten zum Einschlafen brauchen oder ganz wach
bleiben.

Am auffälligsten ist das Auftreten von sog. *sleep-onset-
REM*-Perioden, d.h. von einer extrem verkürzten REM-
Latenz. Dies gilt sowohl für den Nachtschlaf als auch für
Schlafepisoden während des Tages. Zusätzlich ergibt die nächtliche Polysomnographie häufig eine gestörte Schlafkontinuität, vermehrtes Auftreten von Stadium 1 und REM-Schlaf
sowie häufigere Augenbewegungen während der REM-Episo-
den. Oft finden sich auch periodische Beinbewegungen und
manchmal auch die Anzeichen einer Schlafapnoe.

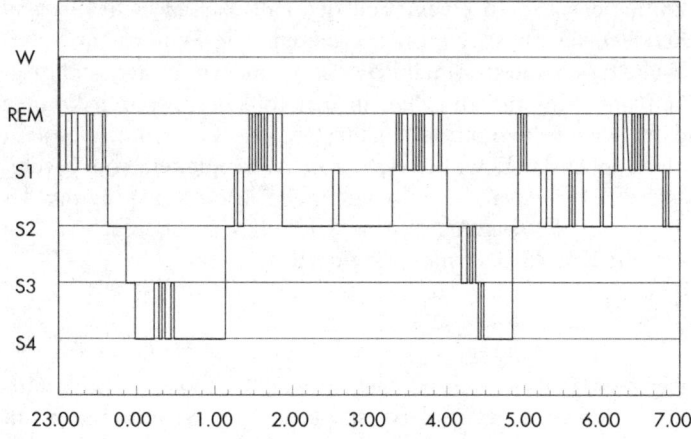

Abb. 14: Schlafprofil eines Patienten mit Narkolepsie.

Abbildung 14 zeigt die Polysomnographie eines Patienten mit Narkolepsie. Man erkennt deutlich die extrem verkürzte REM-Latenz. Das Schlafprofil zeigt ansonsten keine weiteren Auffälligkeiten.

Genetische Studien haben übrigens ein gehäuftes Auftreten von Humanen Leukozyten-Antigenen (HLA) bei an Narkolepsie leidenden Personen gezeigt. So findet sich HLA-DR2 bei über 99 % der Betroffenen, während es nur bei 25–30 % der Allgemeinbevölkerung auftritt. Der Nachweis dieses Antigens ist mit der Diagnose einer Narkolepsie vereinbar, beweist diese jedoch nicht. Umgekehrt aber macht der fehlende Nachweis das Vorliegen einer Narkolepsie unwahrscheinlich, so daß dann sorgfältig nach anderen Ursachen einer Hypersomnie gesucht werden muß.

Therapeutische Möglichkeiten

Da die Ursache der Erkrankung nicht bekannt ist, stehen nur auf die Symptome bezogene Behandlungsmöglichkeiten zur Verfügung. Zunächst sollten mit dem Patienten Verhaltensmaßregeln, die sich positiv auf die Symptomatik auswirken, besprochen werden. Der Patient sollte einen regelmäßigen Schlaf-Wach-Rhythmus einhalten. Die Patienten sollten versuchen, während des Tages mehrere Ruhepausen mit der Möglichkeit zum Schlafen einzulegen. Im Anschluß an solche kurzen ‚Nickerchen' ist das Risiko unerwartet auftretender Schlafattacken vermindert. Grundsätzlich sollten die Lebensumstände möglichst stabil gestaltet werden, da psychische Belastungen zu einer Verschlechterung der Symptomatik führen können.

Medikamentöse Maßnahmen sind unterschiedlich effektiv im Hinblick auf die einzelnen Symptome der Narkolepsie. Die REM-Schlaf-assoziierten Symptome Kataplexie, Schlaflähmung und hypnagoge Halluzinationen lassen sich günstig durch Medikamente beeinflussen, die den REM-Schlaf unterdrücken. Hierzu zählen in erster Linie die trizyklischen Antidepressiva, wie z.B. Clomipramin oder Imipramin. Beim Einsatz dieser Substanzen sind mögliche Nebenwirkungen und Kontraindikationen zu beachten. Eine Alternative stellt das ebenfalls den REM-Schlaf unterdrückende Tranylcypromin (Hemmstoff des Enzyms Monoaminooxidase MAO) dar, das darüber hinaus eine vigilanzsteigernde Wirkung hat. Da es unter dieser Therapie nach dem Genuß tyraminhaltiger Nahrungsmittel (z.B. reifer, alter Käse, Hefeextrakte u.a.) zu gefährlichem Bluthochdruck kommen kann, ist eine entsprechende Diät notwendig. Die neuentwickelten selektiven reversiblen MAO-Hemmer, bei denen keine tyraminarme Diät mehr eingehalten werden muß, haben sich in ersten Studien ebenfalls als therapeutisch wirksam erwiesen, jedoch liegen bezüglich dieser Substanzen bei der Behandlung der Narkolepsie noch keine ausreichenden klinischen Erfahrungen vor.

Die medikamentöse Behandlung der erhöhten Tagesmüdigkeit und der Einschlafattacken gestaltet sich schwieriger. Hier werden vor allem Psychostimulantien eingesetzt, die teilweise dem Betäubungsmittelgesetz unterstehen. Verwendete Substanzen sind unter anderem Amphetamine, Methylphenidat und Pemolin. Beim Einsatz dieser Substanzen können erhebliche Nebenwirkungen auftreten. Ein großes Problem stellt die hierbei zu beobachtende Toleranzentwicklung mit relativ raschem Nachlassen der Wirkung bei gleichbleibender Dosis dar. Um Toleranzentwicklungen zu minimieren, sollten, wenn immer möglich, Medikamentenpausen eingelegt werden. Wie bereits oben erwähnt, kann auch ein Behandlungsversuch mit einem MAO-Hemmer unternommen werden, die einen antriebssteigernden Effekt haben.

Der in fortgeschrittenen Fällen häufig gestörte Nachtschlaf kann auch eine medikamentöse Behandlung erforderlich machen. Dabei sollten keine zu einer Unterdrückung des REM-Schlafs führenden Substanzen eingesetzt werden, um eine übermäßige Zunahme des REM-Schlafs am nachfolgenden Tag (REM-Rebound) zu verhindern.

2. Periodische Bewegungen der Extremitäten und Restless-legs-Syndrom

Die *periodischen Bewegungen der Extremitäten* (auch als *nächtlicher Myoklonus* bezeichnet) ist charakterisiert durch wiederholte, im Rhythmus von 20–60 Sekunden auftretende kurze, stereotype Zuckungen der Extremitäten, insbesondere der Beine. Die Bewegungen treten vor allem in den oberflächlichen Schlafstadien auf, sie nehmen im Tiefschlaf und während des REM-Schlafs ab. Ähnlich wie beim Schlafapnoe-Syndrom führen die kurzen Bewegungen zu Arousals und damit zu einer Fragmentierung des Schlafs. Die subjektiven Beschwerden bestehen in einer Insomnie oder vermehrten Tagesmüdigkeit. Hiervon abzugrenzen sind die gelegentlich auch bei Gesunden auftretenden Beinbewegungen kurz vor oder beim Einschlafen, die keinen Grund zur Sorge darstellen.

Die Ursache der idiopathischen periodischen Bewegungen der Extremitäten ist unbekannt. Eine ähnliche Symptomatik kann jedoch auch im Rahmen von körperlichen Krankheiten oder duch Einnahme bzw. Absetzen von Medikamenten und Drogen hervorgerufen werden. Die Sicherung der Diagnose erfolgt durch polysomnographische Abklärung im Schlaflabor, wobei zusätzlich die Registrierung der Muskelaktivität an den Extremitäten notwendig ist (im allgemeinen des M. tibialis anterior). Als therapeutisch wirksam haben sich Benzodiazepine erwiesen.

Im Unterschied zu den periodischen Bewegungen der Extremitäten ist das *Restless-legs-Syndrom* charakterisiert durch Mißempfindungen in den Beinen, die zu dem fast unwiderstehlichen Drang führen, die Beine zu bewegen. Die Beschwerden treten meist vor dem Einschlafen auf, verzögern damit den Schlafbeginn oder wecken den Patienten aus dem Schlaf. Durch Bewegung werden die Mißempfindungen gemildert. Auch hier können, nach Ausschluß bestimmter Krankheiten, therapeutisch Benzodiazepine eingesetzt werden.

3. Übermäßige Schläfrigkeit – Primäre Hypersomnie

Hauptmerkmal der primären (idiopathischen) Hypersomnie ist eine übermäßige Schläfrigkeit mit verlängertem nächtlichen Schlaf und Schwierigkeiten aufzuwachen oder mit unbeabsichtigten Schlafepisoden am Tag. Die erhöhte physiologische Schläfrigkeit kann auch objektiv gemessen werden. Die Symptomatik muß in klinisch bedeutsamer Weise Leiden oder Beeinträchtigungen in sozialen, beruflichen oder anderen wichtigen Funktionsbereichen verursachen. Die Diagnose einer primären Hypersomnie ist allerdings nur zu stellen, wenn die Symptomatik nicht durch eine Insomnie oder durch unzureichende Schlafdauer erklärt werden kann. Vermehrte Schläfrigkeit im Rahmen anderer Schlafstörungen, insbesondere infolge des Schlafapnoe-Syndroms und der Narkolepsie, im Zusammenhang mit einer anderen psychischen Störung oder als Folge einer körperlichen Erkrankung oder wegen der Einnahme einer Substanz muß zuvor ausgeschlossen werden.

Neben der chronischen Form mit anhaltender Schläfrigkeit gibt es die seltenere Form der *rezidivierenden primären Hypersomnie* mit wiederkehrenden, mehrmals pro Jahr auftretenden, einige Tage bis Wochen dauernden Episoden übermäßiger Schläfrigkeit. Zwischen diesen Episoden sind die

Schlafdauer und Wachheit am Tage normal. Bei dieser, auch als *Kleine-Levin-Syndrom* bekannten rezidivierenden Form der primären Hypersomnie treten während der Perioden mit vermehrter Schläfrigkeit zusätzliche, auf eine Enthemmung hinweisende Symptome auf. Besonders charakteristisch sind gesteigerte, unkontrollierte Sexualität und zwanghaftes, übermäßiges Essen.

Bei der nächtlichen Polysomnographie erweist sich die Einschlaflatenz verkürzt, die Schlafdauer kann verlängert sein. Die Schlafarchitektur insgesamt ist nicht verändert. Reduzierte REM-Latenz, den Schlaf unterbrechende Apnoen oder Extremitätenbewegungen finden sich nicht. Die übermäßige Schläfrigkeit am Tage kann durch reduzierte Einschlaflatenzen im Multiplen Schlaflatenz-Test nachgewiesen werden.

X. Schlafbegleitende Störungen – Parasomnien

1. Alpträume

Bei dieser Schlafstörung treten wiederholt furchterregende Träume auf, die zum Erwachen führen. Alpträume treten fast immer während der REM-Phasen auf. Da die REM-Phasen im allgemeinen im Laufe der Nacht länger werden, treten Alpträume bevorzugt in der zweiten Nachthälfte auf. Nach dem Erwachen ist der Betroffene rasch orientiert und wach, üblicherweise kann er Traumverlauf und -inhalt detailliert beschreiben.

Alpträume beginnen oft in der Kindheit zwischen dem 3. und 6. Lebensjahr. In der Mehrzahl der Fälle verschwindet dieses Phänomen wieder, nur bei einer Minderheit treten häufig Alpträume bis ins Erwachsenenleben auf, wobei dies aber in den späteren Lebensjahrzehnten oft nachläßt. Die Diagnose einer Schlafstörung mit Alpträumen sollte jedoch nur gestellt werden, wenn durch Intensität und Häufigkeit der Alpträume subjektives Leiden verursacht wird. In schweren Fällen kann durch anhaltende Angst das Wiedereinschlafen erschwert oder aus Angst vor einem erneuten Alptraum sogar vermieden werden, was dann zu Insomnie mit entsprechenden Beeinträchtigungen der Tagesbefindlichkeit führen kann.

Nur vereinzelt vorkommende Alpträume stellen keinen Grund zur Besorgnis dar. Gehäuftes Auftreten ist jedoch oft Ausdruck einer zugrundeliegenden Konfliktsituation. Dann sind psychotherapeutische Maßnahmen angezeigt. Die zusätzliche Gabe von den REM-Schlaf unterdrückenden Medikamenten, z.B. bestimmter Antidepressiva, kann zu einer unmittelbaren Verringerung der Alpträume führen.

2. Nachtangst – Pavor nocturnus

Im Gegensatz zu den Alpträumen kommt es bei dieser Störung zu einem plötzlichen Hochschrecken aus dem Tiefschlaf verbunden mit starker Angst und entsprechenden vegetativen

Begleitsymptomen wie beschleunigtem Herzschlag, schnellem Atmen und Schwitzen, oft eingeleitet durch einen panischen Schrei. Meist dauert es einige Minuten, bis der Betroffene völlig wach wird, Träume werden nicht oder allenfalls fragmentarisch erinnert. Am nächsten Morgen kann sich der Betroffene an das Ereignis kaum noch erinnern. Da die Pavor nocturnus-Attacken aus dem Tiefschlaf heraus auftreten, ereignen sie sich fast ausschließlich im ersten Drittel der Nacht.

Die Störung beginnt bei Kindern gewöhnlich zwischen dem 4. und 12. Lebensjahr und verschwindet von allein bis zum frühen Erwachsenenalter. Gelegentlich kann die Störung auch erstmals im frühen Erwachsenenalter auftreten mit dann chronischem Verlauf. Während Kinder in der Regel keine Beeinträchtigung der Tagesbefindlichkeit zeigen, finden sich bei Erwachsenen dagegen gehäuft psychische Auffälligkeiten, wie z. B. Depressivität und Ängstlichkeit.

Der Pavor nocturnus im Kindesalter ist in der Regel harmlos und bedarf keiner speziellen Behandlung. Im Erwachsenenalter ist jedoch aufgrund der genannten psychischen Auffälligkeiten oft eine psychotherapeutische Behandlung angezeigt. Zusätzlich können Medikamente, die den Tiefschlaf unterdrücken, in Erwägung gezogen werden.

3. Schlafwandeln

Bei dieser Störung kommt es im Schlaf wiederholt zu aktiven Handlungen des Schlafenden, die das Aufstehen aus dem Bett und Umhergehen einschließen. Wie die Pavor nocturnus-Attacken tritt das Schlafwandeln aus dem Tiefschlaf heraus auf und findet sich deswegen vor allem im ersten Drittel der Nacht.

Der Beginn der Störung liegt in der Regel bei Kindern zwischen dem 6. und 12. Lebensjahr. Die Störung verschwindet meist wieder in der Adoleszenz. Seltener tritt die Störung im Erwachsenenalter auf und nimmt dann meist einen chronischen Verlauf. Bei Kindern treten meist keine anderen psychischen Auffälligkeiten auf, schlafwandelnde Erwachsene zeigen dagegen gehäuft Persönlichkeitsstörungen, affektive Störungen und Angststörungen.

Bei Kindern ist das Schlafwandeln in der Regel harmlos und bedarf keiner speziellen Behandlung. Es sind lediglich vorbeugende Maßnahmen zur Sicherung des Kindes, wie das Verschließen von Fenstern und Türen, notwendig. Bei Erwachsenen ist, ähnlich wie beim Pavor nocturnus, häufig eine psychotherapeutische Behandlung angezeigt. Zusätzlich können Medikamente, die den Tiefschlaf unterdrücken, verordnet werden.

4. Andere Parasomnien

Zu den Parasomnien werden noch eine Reihe anderer Phänomene gerechnet, von denen einige noch kurz aufgeführt werden sollen. Zu den Störungen des Schlaf-Wach-Übergangs zählen die *Schlafstörungen durch rhythmische Bewegungen*. Diese umfassen eine Gruppe stereotyper, wiederholter Bewegungen unter Einbeziehung großer Muskeln. Betroffen ist dabei vor allem der Kopf- und Nackenbereich (Jactatio capitis nocturna). Die Bewegungen setzen typischerweise unmittelbar vor dem Einschlafen ein und halten während des leichten Schlafes an. Auch die Einschlafzuckungen, plötzliche, kurze Kontraktionen der Beine, manchmal auch unter Einbeziehung von Armen und Kopf, treten beim Übergang vom Wachzustand zum Schlaf auf. Sie sind harmlos und erfordern in der Regel keine Behandlung.

Neben den Alpträumen gibt es noch weitere den REM-Schlaf begleitende Parasomnien, die jedoch sehr selten sind. Hierzu gehören die *schmerzhaften Erektionen im Schlaf*. Der während der zeitlich an die REM-Phasen gekoppelten nächtlichen Erektionen auftretende Penisschmerz führt zum Erwachen. Die *REM-Schlaf abhängige Asystolie* (Sinus-Arrest) ist eine während des REM-Schlafs auftretende und bis zu mehreren Sekunden andauernde Herzrhythmusstörung bei ansonsten gesunden Menschen. Die Störung kann elektrokardiographisch erfaßt werden, subjektive Schlafbeschwerden treten jedoch nicht auf. Bei der *Verhaltensstörung im REM-Schlaf* kommt es durch zeitweises Aussetzen der Muskelentspannung im REM-Schlaf zu komplexen motorischen Aktivitäten während des Träumens, wodurch der Schlafende sich selbst, aber auch andere gefährden kann. Therapeutisch können den REM-Schlaf unterdrückende Medikamente eingesetzt werden.

Nächtliches Zähneknirschen (Bruxismus) beruht auf rhythmischer Aktivität der Kaumuskulatur während des Schlafs. Das Phänomen kann in jedem Schlafstadium auftreten. Langfristig können daraus Zahnschädigungen und Beschwerden in der Kiefermuskulatur resultieren. Neben zahnärztlichen Maßnahmen können Entspannungsverfahren nützlich sein. *Nächtliches Bettnässen* (Enuresis nocturna) beruht auf wiederholter, unwillkürlicher Blasenentleerung während des Schlafs. Dies tritt vor allem im Tiefschlaf auf. Therapeutisch am erfolgversprechendsten sind konsequente verhaltenstherapeutische Maßnahmen.

XI. Schlafstörungen im Rahmen psychischer und körperlicher Erkrankungen

1. Schlafstörungen bei psychischen Störungen

Schlafstörungen sind ein häufiges Merkmal bei psychischen Störungen. Bei Personen, die wegen einer chronischen Insomnie in einem Schlafzentrum untersucht werden, findet sich in 35–50 % der Fälle eine andere psychische Störung als Ursache der Schlafstörung. Auch Hypersomnie tritt als Symptom bei psychischen Störungen auf, wenngleich deutlich seltener. Der Verlauf der Schlafstörung folgt dabei in der Regel dem Verlauf der zugrundeliegenden psychischen Störung. Oft stellt die Schlafstörung dabei ein Frühsymptom der eigentlich zugrundeliegenden psychischen Erkrankung dar.

Depression

Besonders häufig finden sich Schlafstörungen bei affektiven Erkrankungen, d.h. Störungen des Gefühls- und Gemütslebens. Etwa 90 % aller depressiven Patienten leiden unter einer Insomnie mit Ein- oder Durchschlafstörungen, oft mit einem verfrühten Erwachen am Morgen. Seltener sind Beschwerden in Form einer Hypersomnie, diese findet sich vor allem bei der Depression mit atypischen Merkmalen und bei Depressionen im Rahmen bipolarer, d.h. im Verlauf sowohl depressive als auch manische Phasen aufweisender affektiver Störungen.

Polysomnographische Untersuchungen haben bei Depressiven charakteristische Veränderungen des Schlaf-EEGs gefunden:

1. Störung der Schlafkontinuität mit Verlängerung der Einschlaflatenz, häufigem nächtlichem Erwachen mit erhöhtem Wachanteil und frühmorgendlichem Erwachen.
2. Veränderungen des REM-Schlafs mit Verkürzung der REM-Latenz, verlängerter Dauer der 1. REM-Phase und verstärkter REM-Aktivität.

3. Reduktion des Tiefschlafanteils sowie Verschiebung der Tiefschlafaktivität weg von der 1. NREM-Phase.

Es muß jedoch betont werden, daß diese Auffälligkeiten nur bei einem Teil der Depressiven und keineswegs bei allen zu finden sind. Darüber hinaus sind diese Veränderungen auch nicht spezifisch. Vielmehr findet man diese auch bei anderen psychischen Störungen. Dies gilt insbesondere auch für die verkürzte REM-Latenz, die lange Zeit als spezifisch für die Depression angesehen wurde. Auch innerhalb der depressiven Störungen ist es bisher nicht gelungen, klinisch definierte Unterklassen aufgrund polysomnographischer Größen sicher voneinander abzugrenzen.

Noch nicht eindeutig geklärt ist die Frage, inwieweit die Schlaf-EEG-Veränderungen auf die eigentliche Krankheitsepisode beschränkt sind oder ob sie nach dem Rückgang der Krankheitssymptome fortbestehen. Die bisher hierzu durchgeführten Untersuchungen haben zu unterschiedlichen Ergebnissen geführt. Möglicherweise bleibt ein Teil der Auffälligkeiten bestehen, um sich erst längere Zeit nach dem Verschwinden der Krankheitssymptome allmählich zu normalisieren. In neueren Studien wurde untersucht, inwieweit veränderte Schlaf-EEG-Parameter Auskunft über den weiteren Krankheitsverlauf, über das Rückfallrisiko und über das Ansprechen auf therapeutische Maßnahmen geben. Auch hierzu liegen bisher keine eindeutigen Ergebnisse vor.

Andere psychische Störungen

Schlafstörungen finden sich auch bei fast allen anderen psychischen Störungen. Polysomnographische Untersuchungen haben aber auch hier nur nicht-spezifische Störungsmuster ergeben. Bei Patienten mit einer *Schizophrenie* haben die meisten durchgeführten Schlafuntersuchungen eine gestörte Schlafkontinuität, eine reduzierte Gesamtschlafzeit, eine Reduktion des Tiefschlafs sowie Anomalien des REM-Schlafs gezeigt. Überwiegend ergab sich auch hier eine Verkürzung der REM-Latenz, wobei aber die jeweils aktuelle Symptomatik zum Zeitpunkt der Untersuchung von Bedeutung zu sein scheint.

Polysomnographische Untersuchungen bei Patienten mit *Angststörungen* (generalisierte Angststörung, Panikstörung) ergaben überwiegend eine gestörte Schlafkontinuität, verlängerte Einschlaflatenz, verminderte Gesamtschlafdauer und teilweise auch einen reduzierten Tiefschlaf. Es wurden jedoch keine Anomalien des REM-Schlafs gefunden, wie sie für depressive Störungen charakteristisch sind. Bei Patienten mit nächtlichen Panikattacken treten diese überwiegend aus dem NREM-Schlaf heraus auf, vor allem beim Übergang vom Schlafstadium 2 in den Tiefschlaf.

2. Schlafstörungen bei körperlichen Erkrankungen

Eine Vielzahl internistischer und neurologischer Krankheiten kann Schlafstörungen verursachen. Weder klinisch noch polysomnographisch lassen sich diese Schlafstörungen eindeutig von den primären Schlafstörungen abgrenzen. Die Symptome können Insomnie, Hypersomnie, eine Parasomnie oder eine Kombination aus diesen darstellen. Die polysomnographischen Befunde sind überwiegend unspezifisch. Die meisten Krankheiten verringern die Gesamtschlafdauer, bewirken ein häufigeres Aufwachen, eine Abnahme des Tiefschlafs und (weniger übereinstimmend) des REM-Schlafs. Die diagnostische Abgrenzung gegenüber den primären Schlafstörungen beruht daher nicht auf spezifischen klinischen oder polysomnographischen Merkmalen, sondern auf dem Vorhandensein einer körperlichen Erkrankung und dem Nachweis ihres ursächlichen Zusammenhangs mit der Schlafstörung.

Neurologische Erkrankungen

Bei der *Alzheimerschen Krankheit* handelt es sich um eine fortschreitende degenerative Hirnerkrankung, die zu zunehmendem Gedächtnisverlust und Abbau anderer intellektueller Leistungen führt. Häufig wird diese Erkrankung von Schlafstörungen begleitet. Es handelt sich dabei um eine Insomnie mit häufigem nächtlichen Erwachen, übermäßiger Schläfrigkeit mit Tagesschlaf sowie nächtlichen Verwirrtheitszuständen, die mit Unruhe, nächtlichem Umherirren und unangemessenen Aktivitäten verbunden sind. Polysomnographisch zeigt sich dies in einer verminderten Schlafeffizienz mit häufigen und längerdauernden nächtlichen Wachphasen sowie dem Nachweis erhöhter Schläfrigkeit im Multiplen Schlaflatenz-Test.

Die *Parkinsonsche Krankheit* ist ein neurologisches Krankheitsbild, das u. a. durch Bewegungsverarmung, unwillkürliches Zittern und erhöhte Muskelspannung charakterisiert ist. Häufigstes schlafbezogenes Symptom bei Parkinson-Patienten ist eine Insomnie, die sich polysomnographisch in einer verminderten Schlafeffizienz mit erhöhter Anzahl und Dauer von Wachperioden ausdrückt. Darüber hinaus können abnorme Bewegungsaktivitäten während des Schlafs auftreten. Als Ausdruck autonomer Funktionsstörungen können auch schlafbezogene Atmungsstörungen auftreten. Einige Patienten leiden unter vermehrter Tagesschläfrigkeit.

Bei einigen Formen von *Epilepsie* treten die Anfälle vorzugsweise im Schlaf auf. Neben der Unterbrechung der Schlafkontinuität können im Rahmen der Anfälle verschiedene motorische Symptome auftreten. Polysomnographisch äußern sich schlafbezogene epileptische Anfälle in spezifischen EEG-Entladungen, die den zugrundeliegenden Anfallstypen entsprechen. Auch außerhalb der Anfallsereignisse können, unabhängig vom Schlafstadium, epilepsietypische EEG-Veränderungen auftreten.

Eine seltene und nur im Kindesalter vorübergehend auftretende Störung ist der *EEG Status epilepticus im Schlaf* mit kontinuierlich und diffus auftretenden epilepsiespezifischen Potentialen im EEG während des NREM-Schlafs. Im REM-Schlaf sind die abnormen EEG-Veränderungen nicht nachweisbar. Diese Störung weist normalerweise keine weiteren Symptome auf. Häufig, aber nicht immer, besteht ein Zusammenhang mit einer Epilepsie.

Die *chronisch obstruktive Lungenerkrankung* führt zu einer chronischen Beeinträchtigung des Luftstroms durch die Atemwege. Die Auswirkungen auf den Schlaf zeigen sich in einer verminderten Schlafeffizienz mit verlängerter Einschlaflatenz, erhöhter Anzahl der Wachphasen und verminderter Gesamtschlafdauer sowie in einem reduzierten Tiefschlaf- und REM-Anteil. Die Sauerstoffsättigung im Blut fällt während des Schlafs ab. Die subjektiven Beschwerden sind Insomnie oder übermäßige Schläfrigkeit. Auch *nächtliche Asthmaanfälle* führen zu einer Störung der Schlafkontinuität mit hieraus resultierenden Insomnie- oder Hypersomniebeschwerden.

Der *schlafbezogene gastroösophagiale Reflux* ist charakterisiert durch einen Rückfluß des Mageninhalts in die Speiseröhre während des Schlafs. Dies kann zu wiederholtem Erwachen aus dem Schlaf führen, eventuell verbunden mit brennenden Brustschmerzen oder saurem Geschmack im Mund. Ebenso können *Magen- und Zwölffingerdarmgeschwüre* zu wiederholtem Erwachen aus dem Schlaf führen. Die Patienten klagen über nächtliche Oberbauchschmerzen und andere Magen-Darm-Beschwerden.

Das *Fibromyalgie-Syndrom* ist charakterisiert durch diffuse Muskel- und Skelettschmerzen, chronische Erschöpfung und nicht erholsamen Schlaf. Polysomnographisch findet sich hier häufig während des NREM-Schlafs, insbesondere im Tiefschlaf, ein umschriebenes Muster von alpha-Aktivität im EEG. Der Multiple Schlaflatenz-Test ergibt eine normale mittlere Einschlaflatenz.

3. Durch Alkohol, Drogen und Medikamente verursachte Schlafstörungen

Zahlreiche Substanzen können zu Schlafstörungen und zu Veränderungen des Schlafprofils mit daraus resultierenden Beschwerden einer Insomnie oder Hypersomnie führen. Dabei ist zu unterscheiden, ob es sich um eine Vergiftung, eine chronische Einnahme oder um einen Entzug infolge des Absetzens einer Substanz handelt.

Die Einnahme von *Alkohol* hat üblicherweise einen unmittelbaren dämpfenden Effekt. Polysomnographisch findet sich eine Zunahme des Tiefschlafs bei reduziertem REM-Schlaf in der ersten Nachthälfte. Diesem anfänglichen Effekt folgt ein durch Wachphasen unterbrochener, unruhiger Schlaf mit oft lebhaften und angstgefärbten Träumen. Das Schlaf-EEG zeigt in der zweiten Nachthälfte einen erhöhten Wach- und REM-Anteil, der Tiefschlaf ist vermindert. Die Gesamtschlafdauer ist reduziert. Eine bereits vorhandene schlafgebundene Atmungsstörung kann sich unter Alkoholeinfluß verschlechtern. Während eines Alkoholentzugs treten ausgeprägte Schlafstörungen auf. Die Schlafkontinuität ist extrem unterbrochen, begleitet von einer Zunahme des REM-Schlafs. Auch nach Abschluß des Entzugs können Patienten, die über lange Zeit Alkohol konsumiert haben, noch Monate bis Jahre unter Schlafstörungen leiden.

Amphetamine führen zu einer Insomnie mit verlängerter Einschlaflatenz und reduzierter Gesamtschlafdauer sowie anfangs zu einer Unterdrückung des REM-Schlafs. Im Entzug treten Hypersomnie sowie eine Zunahme des REM-Schlafs mit Werten oberhalb der Ausgangswerte auf. Auch *Kokain* führt zu Insomnie während des Konsums und zu Hypersomnie im Entzug. Während *Opiate* nach akuter, kurzzeitiger Gabe einen sedierenden Effekt haben, kann sich bei fortschreitendem Konsum zunehmend eine Insomnie entwickeln. Im Opiatentzug kommt es üblicherweise zu Hypersomniebeschwerden.

Schlafmittel (z. B. Benzodiazepine, Barbiturate) führen nach akuter Gabe zu einer Zunahme der Gesamtschlafdauer bei Unterdrückung des REM-Schlafs. Bei chronischem Gebrauch nimmt der sedierende, schlaffördernde Effekt wieder ab. Abruptes Absetzen kann zu Entzugsinsomnie mit verkürzter Schlafdauer und vermehrten Schlafunterbrechungen sowie zu einer vorübergehenden Zunahme des REM-Schlafs (REM-Rebound) führen.

XII. Zusammenfassung

Die Übersicht über das Phänomen Schlaf und seine Störungen hat dazu beigetragen, daß Sie sich über einen nicht unerheblichen und Sie interessierenden und faszinierenden Teil Ihres Lebens informiert haben. Schließlich verbringt jeder Mensch nahezu ein Drittel seines Lebens im Schlaf. Der Schlaf ist kein passiver Zustand, sondern ganz im Gegenteil ein sehr aktives Geschehen, das mit vielen unterschiedlichen Gehirnfunktionen verbunden ist und der körperlichen und geistigen Erholung dient. Wie notwendig erholsamer und ergiebiger Schlaf für jeden einzelnen ist, bemerkt man meistens erst dann, wenn der Schlaf gestört ist oder wenn er ganz fehlt. In der Regel wird gesunder Schlaf als selbstverständlich angenommen. Ob er ausreichend und erholsam war, bemerkt man immer erst am Tag danach. Das Schlafbedürfnis ist individuell sehr verschieden und hängt auch ganz entscheidend vom Lebensalter ab. Für gesunde Erwachsene mittleren Alters liegt die durchschnittliche Schlafzeit bei sieben bis acht Stunden. Wer sich morgens wach, ausgeruht und frisch fühlt, hat intuitiv gut und ausreichend lange (aber auch nicht zu lange) geschlafen. Gerade feste Zeiten, zu denen man schlafen geht, und möglichst gleiche Schlafdauer bei entsprechender Schlafhygiene fördern einen gesunden Schlaf. Oftmals führt das entgegen der Gewohnheit deutlich längere Schlafen am Wochenende oder in den Urlaubstagen dazu, daß man sich tagsüber dann gerade nicht so wohl fühlt, wie erwartet. Ein regelmäßiger Schlaf-Wach-Rhythmus ist unbedingt zu empfehlen. Insbesondere Schlafstörungen, von denen Sie jetzt die wichtigsten kennengelernt haben, können die Befindlichkeit am Tage ganz enorm belasten. Ein- und Durchschlafstörungen sind die häufigsten Formen. Wer länger als eine halbe Stunde benötigt, um einzuschlafen oder nachts erwacht und innerhalb einer halben Stunde nicht wieder einschlafen kann, sollte alles dafür tun, seinen Schlaf zu verbessern. Sportliche Aktivität einige Stunden vor dem Zubettgehen wirkt sich positiv auf den Schlaf aus. Üppige Mahlzeiten direkt vor dem Zubettgehen beeinträchtigen den Schlaf. Ebenso ist es nicht zu empfehlen, mit leerem Magen ins Bett zu gehen. Sexuelle Kontakte vor dem Einschlafen begünstigen einen erholsamen Schlaf. Manchmal helfen auch Einschlafrituale, Entspannung fördert einen guten und erholsamen Schlaf. Das Schlafzimmer sollte ruhig und dunkel sein. Ausreichend Sauerstoff infolge eines geöffneten Fensters und eher niedrige Raumtemperaturen um 18°C sind sehr zu empfehlen.

Wer an Tagesmüdigkeit leidet, obwohl er ausreichend lange geschlafen hat, und tagsüber immer wieder müde wird, entwickelt manchmal ein imperatives Schlafbedürfnis. Die Hauptursache für übermäßige Tagesmüdigkeit ist die Schlafapnoe. Wer übergewichtig ist, nachts schnarcht, einen Bluthochdruck und nächtliche Atempausen hat, sollte bei sich fortsetzender Tagesmüdigkeit unbedingt einen Facharzt aufsuchen.

Alpträume und Angstträume treten meist im Kindes- und Jugendalter auf, können aber auch bei Erwachsenen vorkommen und sollten an übermäßige Streßbelastung, Überforderung und andere belastende Lebensumstände denken lassen. In diesen Fällen kann sich eine kognitive Verhaltenstherapie bei einem spezialisierten Psychotherapeuten als sehr hilfreich erweisen. Entspannungsverfahren, wie autogenes Training, progressive Muskelrelaxation, Yoga und verschiedene Formen der Meditation, können dazu beitragen, übermäßigen Streß zu bewältigen, körperliche Verspannungen zu lösen, und damit zu einem gesunden Schlaf verhelfen.

Getränke wie Kaffee oder Tee und auch Nikotin stehen einem erholsamen Schlaf meist im Wege. Letztlich ist jeder selbst aufgefordert, die für ihn richtigen Konsequenzen zu ziehen, um eine ausreichende Schlafhygiene und einen möglichst konstanten Schlaf-Wach-Rhythmus zu realisieren. Schließlich gibt es kaum etwas Schöneres und Erholsameres als nach einem gelungenen Tag rechtschaffen müde zu Bett zu gehen und morgens erholt und ausgeruht aufzuwachen, um sich mit aller zur Verfügung stehenden Energie dem Tag und seinen vielfältigen Anforderungen zu widmen.

XIII. Weiterführende Literatur

Berger: *Handbuch des normalen und gestörten Schlafs.* Springer Verlag, Berlin 1992.

Clarenbach & Engfer: *Diagnostik und Therapie spezieller Schlafstörungen.* MMV Medizin Verlag, München 1994.

Clarenbach & Engfer: *Differentialdiagnose und Differentialtherapie von Schlafstörungen.* MMV Medizin Verlag, München 1995.

Dreßing & Riemann: *Diagnostik und Therapie von Schlafstörungen.* Gustav Fischer Verlag, Stuttgart 1994.

Hajak & Rüther: *Insomnie.* Springer Verlag, Berlin 1995.

Lund & Engfer: *Fortschritte der Schlafmedizin.* MMV Medizin Verlag, München 1994.

Rüther, Engfer, Hajak: *Prinzipien und Praxis der Schlafmedizin.* MMV Medizin Verlag, München 1993.

Schulz, Kursawe, Wilde-Franz: *Warum kann ich nicht schlafen?* Piper Verlag, München 1993.

XIV. Register

Medizin bei C.H. Beck Wissen

Otto Benkert/Martina Lenzen-Schulte
Zwangskrankheiten
Ursachen – Symptome – Therapien
1997. 125 Seiten mit 3 Abbildungen
und 7 Tabellen. Paperback
(Beck'sche Reihe Band 2066)

Otto Benkert
Psychopharmaka
Medikamente – Wirkung – Risiken
3., verbesserte Auflage. 1997. 138 Seiten
mit 10 Abbildungen und 9 Tabellen. Paperback
(Beck'sche Reihe Band 2013)

Dieter Ladewig
Sucht und Suchtkrankheiten
Ursachen – Symptome – Therapien
1996. 106 Seiten. Paperback
(Beck'sche Reihe Band 2037)

Friedrich Strian
Angst und Angstkrankheiten
2. Auflage. 1996. 134 Seiten mit 18 Abbildungen
und 8 Tabellen. Paperback
(Beck'sche Reihe Band 2007)

Michael Wirsching
Psychosomatische Medizin
Konzepte – Krankheitsbilder – Therapien
1996. 118 Seiten. Paperback
(Beck'sche Reihe Band 2027)

Verlag C.H. Beck München